Eingetaucht:

PROTEINE – WARUM BRAUCHEN WIR MEHR EIWEISS?

Sanja Middeldorf & Jan Rein

Proteine

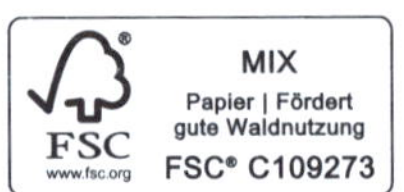

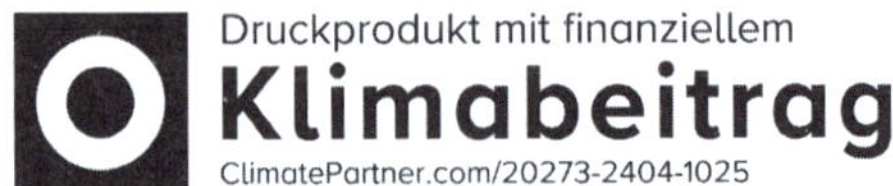

1. Auflage

Text: Sanja Middeldorf und Jan Rein
Fotos: © privat
Layout und Design: BUCH & DESIGN Vanessa Weuffel
Satz und Grafiken: Joachim Buhmann
Projektleitung: Hanna Kirsch
Lektorat: Bettina Snowdon

Gesetzt aus der Bliss Pro von Jeremy Tankard Typography Ltd.
und der Fedra Serif A Pro von Peter Biľak.

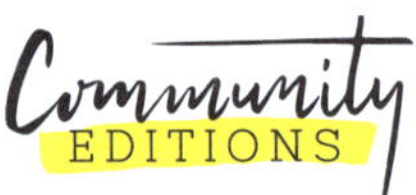

Gesamtherstellung: Community Editions GmbH

ISBN 978-3-96096-466-7

Druck: Druk Intro, ul. Świętokrzyska 32,
88-100 Inowrocław, Polen
Printed in Poland

www.community-editions.de

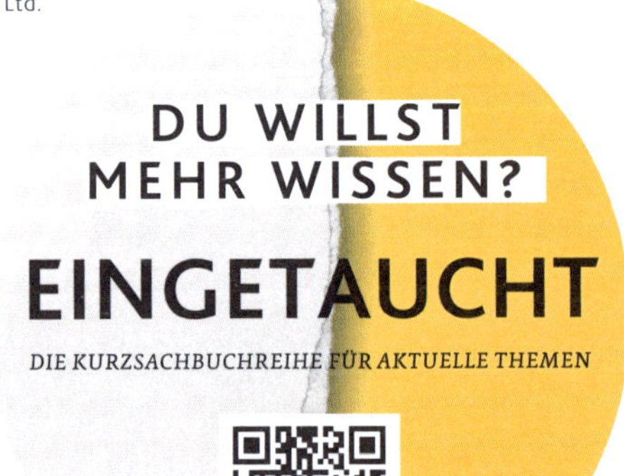

EINGETAUCHT:

PROTEINE

WARUM BRAUCHEN WIR MEHR EIWEISS?

VON

SANJA MIDDELDORF
& JAN REIN

INHALT

EINLEITUNG

Während wir jahrzehntelang Glaubenskriege darüber geführt haben, wie gesund oder ungesund Kohlenhydrate und Fette sind, stehen Proteine erst jetzt so richtig im Rampenlicht. Nirgends wird der Proteinhype deutlicher als im Supermarkt. In jeder Produktkategorie gibt es mindestens eine High-Protein-Alternative. Getrieben vom Fitnesstrend der letzten Jahre ist Eiweiß jetzt endgültig im Mainstream angekommen, und die Feeds auf Instagram & Co. sind geflutet von selbsternannten Ernährungsexpert*innen, die messiasähnlich vom Wunderstoff Protein predigen.

Berechtigterweise stellst du dir also die Frage:
Was ist dran am Proteinhype?

Protein ist kein Hype

Die drei Makronährstoffe (Kohlenhydrate, Fette und Proteine) waren neben Wasser entscheidend für die Entwicklung des Lebens auf der Erde – und somit auch für die Entwicklung von uns Menschen.[1] Proteine spielten dabei eine besondere Rolle. Denn Eiweiß enthält neun Bausteine, die wir zum Leben brauchen: die sogenannten essenziellen Aminosäuren. Dennoch war es erst die Kombination aus hochwertigen Proteinquellen, Nahrungsfett und stärkehaltigen Pflanzen sowie einer bedeutenden Errungenschaft, die unserer Entwicklung einen wichtigen Boost gegeben hat: dem Feuer. Genauer gesagt hat das Feuer uns erlaubt, Nahrung zu kochen und somit die darin enthaltenen Nährstoffe besser verfügbar zu machen – allen voran die neun essenziellen Proteinbausteine.[2]

Protein ist also kein Hype, sondern einer der Grundpfeiler der menschlichen Evolution. Nicht umsonst wurde der Begriff vom griechischen Wort »proteios« abgeleitet, was so viel bedeutet wie »primär« oder »erstrangig«.

Die Menge und Qualität des Proteins, das wir zu uns nehmen, prägt seit Jahrtausenden das menschliche Leben. In vielen Entwicklungsländern ist die mangelnde Proteinversorgung nach wie vor ein großes Problem. In der westlichen Welt stellen wir uns anderen Herausforderungen:

- Studien zeigen: Die Proteinempfehlungen basieren auf veralteten Methoden und sind zu niedrig angesetzt. Deshalb scheint es so, als würden Menschen in Industrienationen zu viel Protein essen.

- Ein Blick auf die Essgewohnheiten zeigt: Menschen in westlichen Industriestaaten wählen viel zu oft ungesunde Proteinquellen. Sie essen also nicht zu viel Protein, sondern zu wenig hochwertiges Protein.

Ein Großteil des Proteins in der Ernährung in Industrieländern stammt nämlich aus ultrahochverarbeiteten Lebensmitteln. Raffinierter Zucker und ungesundes Fett sind die weiteren Zutaten dieses toxischen Cocktails, der für viele nicht übertragbare Krankheiten in der westlichen Welt verantwortlich ist wie Adipositas, Diabetes, koronare Herzerkrankungen, Krebs, Atemwegserkrankungen und psychische Störungen.

Proteine: essenzieller Teil der Lösung

Wissenschaftler*innen auf der ganzen Welt erforschten schon weit vor dem Proteinhype die Rolle von Eiweiß in der menschlichen Ernährung. Und die Studienergebnisse sind eindeutig: Aminosäuren, die Bausteine von Proteinen, waren nicht nur wesentlich für die menschliche Evolution, sondern sind ein Teil der Lösung für die globale Pandemie sogenannter Zivilisationskrankheiten.

Denn nachgewiesenermaßen haben Proteine...
... den besten Sättigungseffekt unter den Makronährstoffen,
... das geringste Risiko, als Körperfett eingelagert zu werden,
... den größten Einfluss auf das Wachstum deiner Muskulatur,
... die Eigenschaft, deinem Körper weniger Nettokalorien (siehe Seite 27) zu liefern als Kohlenhydrate und Fette,
... die Fähigkeit, deine Körperzusammensetzung zu verbessern, und
... das Potenzial, dafür zu sorgen, dass du langfristig fit bleibst und ein gesundes Essverhalten entwickelst – ganz ohne Crash-Diäten und Heißhungerattacken.

Viele Fragen – verblüffend simple Antworten

Auf den folgenden Seiten werden wir gemeinsam diese Fragen beantworten:

- Wofür braucht dein Körper Protein?
- Wieso brauchst du mehr Protein, als du glaubst und empfohlen wird?
- Welche positiven Veränderungen kannst du durch mehr Protein erwarten?
- Wie kannst du genug hochwertiges Protein essen?

Dabei bringt Sanja als studierte Journalistin das nötige Feingefühl für leicht verständliche Wissensvermittlung mit, und Jan sorgt als Ökotrophologe und Ernährungsökonom mit seinem Fachwissen für ein wissenschaftlich solides Faktenfundament.

Nach dem Lesen des Buchs wird dir eins klar sein:

Du brauchst mehr hochwertiges Eiweiß.

Daher werden wir uns anschauen, was Proteine und Perlenketten gemeinsam haben, wie Proteine dein Gewicht beeinflussen, wie du Heißhunger mit mehr Eiweiß bekämpfst und hochwertige Proteinquellen erkennst. Wir zeigen dir, wieso gerade eine intuitiv proteinreiche Ernährungsweise der perfekte Startpunkt für ein gesünderes Ich ist.

Viel Freude beim Lesen!

WARUM DEIN KÖRPER MEHR PROTEIN BRAUCHT

antriebslos
Heißhunger
fühlt sich »wabbelig«
müde nach dem Essen
schwankendes Gewicht
Lisa vor drei Monaten
energiegeladen
kein Heißhunger
klarer Kopf
straffere Haut
gesundes Hungergefühl
weniger Körperfett
Lisa heute

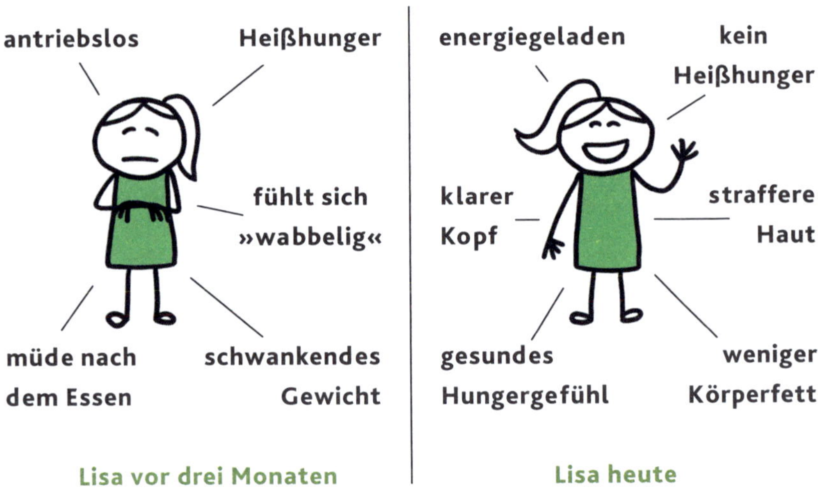

Nehmen wir uns mal eine fiktive Person vor und nennen sie Lisa. Lisa, das können wir alle sein: Sanja, Jan, du, deine beste Freundin. Alle. Wir unterscheiden uns zwar in unzähligen Dingen, aber bei einer Handvoll Grundbedürfnissen sind wir gleich. Dazu zählt die Ernährung – und als Teil der Ernährung: Eiweiß. Wir alle brauchen hochwertiges Eiweiß.

Vor drei Monaten noch war Lisa ziemlich unzufrieden. Obwohl sie sich gesund und abwechslungsreich ernährte, hatte sie das Gefühl, irgendwie »wabbelig« zu sein, obwohl sie regelmäßig Sport trieb. Zudem schwankte ihr Gewicht, sie fühlte sich antriebslos, war oft müde nach dem Essen, vor allem nach Frühstück und Mittagessen, und abends war sie geplagt von Heißhungerattacken.

Lisa (Name geändert) ist eine unserer Podcast-Hörerinnen und hat sich per E-Mail an uns gewandt, weil sie nicht verstand, was sie falsch machte. Erste Erkenntnis: Sie machte nichts falsch, sie hielt sich an all die gängigen Empfehlungen. Genug trinken, viermal die Woche Sport, viel Gemüse, selbst kochen, Hülsenfrüchte, Vollkorn – all die wichtigen Buzzwords. Dann fragten wir sie nach einem typischen Essensplan – und sahen an ihrer Antwort: ganz schön wenig hochwertiges Protein. Sonst passte alles.

Gemeinsam änderten wir das – und tada: Schon wenige Wochen später ging es ihr besser, sie fühlte sich nach dem Essen länger satt, weniger schlapp, der Heißhunger war weg und ist seither nicht mehr wiedergekommen. Sie hat sichtlich Fett verloren, ohne dabei zu hungern, und fühlte sich energiegeladen.

Für Lisa glich ihr Durchbruch einem Wunder, weil sie so lange so vieles probiert hatte, um sich besser zu fühlen. Für uns ist klar: Lisa ist kein Einzelfall, sondern ihr Erfolg ist ganz eindeutig wissenschaftlich belegbar – und für uns alle erreichbar.

Du isst wahrscheinlich zu wenig Protein

Wie oben schon angedeutet, machen viele von uns den gleichen Fehler wie Lisa. Vermutlich isst auch du zu wenig Protein. Das klingt jetzt erstmal nach einer steilen These. Und wir meinen das auch wirklich nicht vorwurfsvoll – du kannst nämlich nichts dafür. Worin wir uns wahrscheinlich einig sind, ist, dass es bei der Fülle an Optionen und Informationen über Ernährung immer schwieriger wird, den Durchblick zu behalten. Woher sollst du da auch wissen, wie viel Protein du wirklich brauchst? Die gute Nachricht: Du musst nur ein paar wenige Grundlagen in Sachen Ernährung beherrschen – dann wird der Rest sich auch auf ein gesundes Maß einpendeln. Und eine dieser wichtigen Grundlagen ist: Protein.

Lass uns jetzt gemeinsam herausfinden, ob du zu wenig hochwertiges Eiweiß zu dir nimmst. Du brauchst dafür keine Waage, keine Kalorien-Tracking-App, nicht mal zwingend ein Ernährungstagebuch. Beantworte ganz einfach folgende Fragen:

- ☐ Verspürst du oft Heißhunger? Möchtest du nach dem Abendessen direkt zu einem Snack greifen?
- ☐ Könntest du eine Stunde nach dem Frühstück oder Mittagessen gleich wieder etwas essen? Denkst du oft: »Wieso bleibe ich einfach nicht länger satt?«
- ☐ Fühlst du dich häufig unkonzentriert und, wie Sanja es sagen würde, »matsche im Kopf«?
- ☐ Denkst du oft, deine Haare, Haut und Nägel sind eher brüchig als stark?
- ☐ Hast du das Gefühl, dein Körper setzt deutlich leichter Fett an als dass er Muskeln aufbaut? Fühlst du dich »wabbelig«, wie Lisa in unserem Beispiel?
- ☐ Erinnere dich an deine letzte Diät: Hast du zwar Gewicht verloren, aber bist nicht wirklich definierter geworden?
- ☐ Falls du Krafttraining betreibst: Bleibt die Progression (Muskelwachstum und Trainingsleistung) aus, obwohl du dich an einen sinnvollen Trainingsplan hältst?

Wenn du ein, zwei Fragen mit ja beantwortet hast, dann ist das gut! Es deutet zwar darauf hin, dass du zu wenig hochwertiges Protein in deiner Ernährung hast. Aber das heißt auch: Wenige simple Anpassungen reichen, um Heißhunger loszuwerden, dich wohler im eigenen Körper zu fühlen, ein gesundes Sättigungsgefühl zu haben, deine Körperzusammensetzung zu verbessern und dich insgesamt fitter und gesünder zu fühlen. Und das Beste: Man wird es dir auch ansehen.

Denn Proteine sind nicht nur der Baustoff Nummer eins für die Muskeln und damit Voraussetzung für ein gesundes Verhältnis von Muskeln zu Körperfett, für lebenswichtige Hormone, Antikörper im Immunsystem und vieles mehr. Eiweiß ist essenziell für natürlich schöne Haut, Haare und Nägel. Es ist der Nährstoff mit dem besten Sättigungseffekt und mit den wenigsten Nettokalorien (es kommen weniger Kalorien im Körper an als die, die du tatsächlich isst, mehr dazu auf Seite 27). Alles Themen, die wir uns noch im Detail anschauen werden.

Und trotzdem hört man viel zu oft – auch von »Expert*innen« – dass wir alle mehr als genug Protein essen und sich niemand Gedanken darum machen müsste.

Aber schauen wir uns doch mal genauer an, was dahintersteckt und weshalb die offiziellen Proteinempfehlungen zu niedrig sind und überarbeitet werden sollten.[1] Du wirst verstehen, warum du, Lisa oder deine beste Freundin gar nichts dafür könnt, dass ihr zu wenig Protein esst, wenn ihr euch bisher an die gängigen Zufuhrempfehlungen gehalten habt.

Proteinempfehlungen sind zu niedrig

Die Deutsche Gesellschaft für Ernährung (DGE) hat einen schwierigen Job: Sie gibt sogenannte Referenzwerte für die Nährstoffzufuhr aus. Und zwar für alle Menschen in Deutschland. Es gibt Referenzwerte für Vitamine und

Mineralstoffe, Kohlenhydrate, Fette, Wasser, Ballaststoffe, Kalorien – so ziemlich alles, wovon wir mit Sicherheit wissen, dass es in Lebensmitteln steckt und einen gesundheitlichen Effekt hat. Und somit eben auch für Protein.

Für Protein lautet die offizielle Empfehlung der DGE für Erwachsene von 18 bis 65 Jahren: 0,8 Gramm Eiweiß pro Kilogramm Körpergewicht pro Tag. Wenn du 70 kg wiegst, brauchst du demnach 56 g Eiweiß pro Tag. Die Forschung zeigt: Diese Empfehlung ist zu niedrig angesetzt.

Schauen wir uns die Referenzwerte mal genauer an. Nur weil die DGE Referenzwerte herausgibt, heißt das nicht, dass die zu 100 Prozent auf stichhaltigen Fakten basieren. Oft findest du bei genauem Hinschauen Fußnoten wie: »Hierbei handelt es sich um Schätzwerte; der Proteinbedarf für ältere Erwachsene lässt sich nicht mit wünschenswerter Genauigkeit bestimmen, daher kann keine empfohlene Zufuhr abgeleitet werden.«[2] Das heißt: Die Arbeitsgruppe der DGE hat nicht genügend wissenschaftliche Literatur gefunden, um entsprechende Empfehlungen herauszugeben, und spricht deshalb von einem »Schätzwert« des Proteinbedarfs für Menschen über 65 und Säuglinge. An und für sich ist das kein Problem, sondern eine ziemlich transparente Kommunikation. Und doch sehen wir drei Probleme mit den offiziellen Proteinempfehlungen, weshalb wir denken, dass sie zu niedrig sind.

Referenzwerte ≠ optimale Versorgung

Bevor wir weiter einsteigen, musst du eine ganz grundlegende Sache wissen: Die Referenzwerte für die Nährstoffversorgung sind nicht gleichzusetzen mit Werten für die optimale Versorgung. Das vorrangige (und wichtige) Ziel der DGE und ähnlicher Organisationen anderer Nationen ist, einen Nährstoffmangel in der Bevölkerung zu vermeiden.[3] Das heißt jedoch nicht, dass sie Empfehlungen für die optimale Nährstoffzufuhr herausgeben – das ist eben überhaupt nicht ihre Aufgabe. Leider wird das viel zu oft missverstanden oder einfach unterschlagen.

Veraltete Methodik

Die Referenzwerte für die Proteinzufuhr der DGE basieren auf einer altgedienten wissenschaftlichen Methode: auf Stickstoffbilanzstudien. Die Methodik wurde deshalb gewählt, weil Proteine die wichtigste Stickstoffquelle in der menschlichen Ernährung sind und die Stickstoffausscheidung leicht gemessen werden kann – zum Beispiel über den Urin. Stickstoff brauchen wir zum Überleben, er ist z. B. Bestandteil unserer DNA. In diesen Studien wird also gemessen, wie viel Stickstoff die Menschen durch ihre Ernährung aufnehmen, und damit verglichen, wie viel sie über Ausscheidungen wie Urin wieder verlieren. Wenn die aufgenommene und die ausgeschiedene Menge an Stickstoff gleich ist, geht man davon aus, dass der Körper so viel Protein aufnimmt, wie er für seine grundlegenden Funktionen benötigt.

Es ist allerdings so, dass im Rahmen dieser Studien Teilnehmende einige Wochen in der Vorbereitung bestimmten Diätplänen folgen müssen, was zu körperlichen Anpassungen und dazu führt, dass sich die Studienteilnehmenden an eine niedrige (vorgeschriebene) Proteinzufuhr gewöhnen. Dadurch passt der Körper seine Stickstoffausscheidung an die niedrige Proteinaufnahme an, was schließlich zur fälschlichen Annahme führt, dass der Proteinbedarf niedriger ist, als er tatsächlich ist. Unser Körper ist einfach super darin, sich anzupassen und mit weniger Protein auszukommen, wenn es sein muss. Das ist aber nicht optimal. Kurzum: Die Methodik bringt Probleme mit sich, hin und wieder wurden statistische Ungereimtheiten in der Herleitung gezeigt, und es gibt genauere Alternativen.[4]

Studie: Weniger Protein, schlechtere Körperzusammensetzung

Der aktuelle Stand der Wissenschaft zeigt: Proteine haben den besten Sättigungseffekt aller Makronährstoffe, liefern die wenigsten Nettokalorien und sind essenziell für den Muskelschutz. Damit sind die wichtigsten drei Faktoren in der Adipositasprävention abgehakt und somit der Grundstein gelegt, um sogenannte nicht übertragbare Krankheiten wie Diabetes mellitus und Herz-Kreislauf-Erkrankungen vorzubeugen.

Es gibt einen eindeutigen Zusammenhang zwischen einem hohen Körperfettanteil und Körpergewicht und so ziemlich allen Krankheitsbildern, die sich niemand wünscht. Und genau hier kommen hochwertige Proteine ins Spiel. Wir wissen, dass Kalorienüberschuss heutzutage das weitaus größere Problem ist als Kalorienmangel. Schon 2012 hat eine Forschungsgruppe untersucht, was passiert, wenn sie Menschen absichtlich zu viele Kalorien (40 % mehr Kalorien als sie bräuchten, um ihr Gewicht zu halten) zu essen geben in Abhängigkeit von der Proteinzufuhr.[5] Es wurden drei Gruppen gebildet, bei denen die Hauptnährstoffe in drei verschiedenen Verhältnissen zugeführt wurden:

	Gruppe 1	Gruppe 2	Gruppe 3
Protein (g/kg)	**0,7**	**1,8**	**3,0**
Fett (% der Gesamtenergie)	54	44	34
Kohlenhydrate (% der Gesamtenergie)	41	41	41

Zur Erinnerung: Alle drei Gruppen nahmen über einen Zeitraum von acht Wochen 40 % mehr Kalorien zu sich, als sie bräuchten. Das Ergebnis:

Körperzusammensetzung bei 40 % Kalorienüberschuss

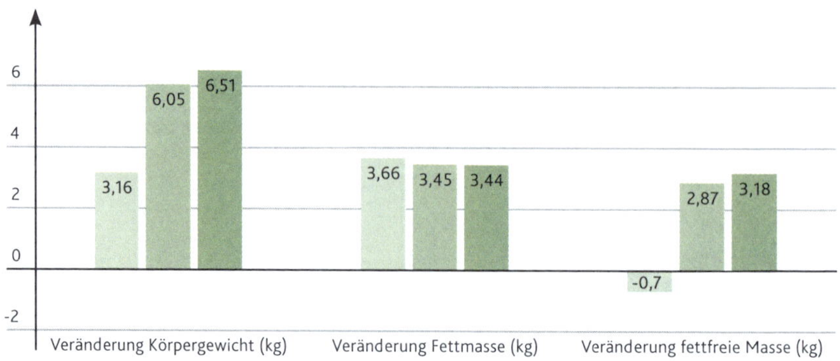

Die Gruppe mit 0,7 g Eiweiß pro Kilogramm Körpergewicht, also nahe der Proteinzufuhrempfehlung der DGE, hatte nach acht Wochen die geringste Gewichtszunahme. Schaut man nur darauf, könnte man meinen: »Ey super, wenig Protein ist ja besser.« Schauen wir uns die anderen Messpunkte an, sehen wir: Die Niedrigproteingruppe hat Muskelmasse (fettfreie Masse) verloren, während die anderen beiden Gruppen mit mehr Protein Muskelmasse zugenommen haben. Und die Wissenschaft ist sich auch hier einig: Wer eine höhere Muskelmasse als Fettmasse aufweist, hat ein geringeres Risiko, an diversen Zivilisationskrankheiten zu erkranken.

Die Studie zeigt uns also drei Dinge:

1. Sich allein auf die Waage zu verlassen, reicht nicht aus und kann sogar zu falschen Schlüssen führen.
2. In einer Bevölkerung, in der Kalorienüberschuss eines der größten Gesundheitsrisiken darstellt, ist eine proteinreiche Ernährung sinnvoll, um positive Effekte auf die Körperzusammensetzung (Verhältnis von Fettmasse zu fettfreier Masse) zu erzielen, die wiederum ein Präventionsmarker für nahezu alle Zivilisationskrankheiten ist.
3. Die immer wieder wiederholten Proteinempfehlungen reichen für diesen positiven Effekt nicht aus. Um diesen zu erreichen, ist zu viel Protein aber auch nicht besser – wie du an den kaum vorhandenen Unterschieden zwischen Gruppe 2 und 3 siehst.

Jede Zelle deines Körpers braucht Protein

Bis hierhin haben wir schon zwei wichtige Dinge festgestellt: Wie Lisa und ganz viele andere Menschen isst du wahrscheinlich zu wenig hochwertiges Protein. Das liegt auch mitunter daran, dass die offiziellen Empfehlungen zu niedrig angesetzt sind. Okay, aber warum ist das jetzt ein Problem?

Es ist fast schon ein bisschen gemein, dass die meisten Menschen beim Thema Eiweiß oft erstmal nur an Muskeln denken. Muskelaufbau ist nur ein Bruchteil dessen, was Eiweiß täglich in deinem Körper macht. Proteine sind so viel mehr als die Bausteine für einen kräftigen Bizeps, denn jede einzelne Zelle deines Körpers braucht Eiweiß. Es ist verantwortlich für unzählige Prozesse in deinem Körper und zweifelsfrei überlebensnotwendig. Nach diesem Kapitel wirst du wissen, aus welchen Bausteinen Proteine bestehen – das wird später wichtig sein, wenn wir uns anschauen, welche Faktoren die Proteinqualität beeinflussen (denn: Nicht jede Eiweißquelle ist gleich gut!) – und wofür du Proteine brauchst.

Protein einfach erklärt

Wenn wir gerade bei den Grundlagen sind, eine wichtige Sache vorweg: »Eiweiß« und »Protein« sind Synonyme. **Eiweiß ist Protein und Protein ist Eiweiß.** Die Begrifflichkeiten sind somit klar, aber was steckt nun dahinter?

Du kannst dir Eiweiß als Perlenketten vorstellen:
Ein Protein (Perlenkette) besteht aus vielen Aminosäuren (Perlen).

Es gibt über 300 Aminosäuren in der Natur, davon sind aber nur 20 Aminosäuren (Perlen) für uns Menschen relevant. Relevant deshalb, weil menschliches Eiweiß nur aus 20 von über 300 natürlich vorkommenden Aminosäuren besteht. Diese Aminosäuren enthalten Kohlenstoff, Wasserstoff, Sauerstoff, Stickstoff und Schwefel. Die 20 für uns Menschen wichtigen Perlen werden oft »proteinogene Aminosäuren« genannt. Aus eben diesen 20 Aminosäuren muss unser Körper dann Proteine (Perlenketten) herstellen. Klingt soweit ganz einfach, aber da gibt es einen Haken.

Wir können nur etwa die Hälfte der 20 Aminosäuren selbst herstellen, den Rest muss der Körper zwingend über die Nahrung aufnehmen. Stoffe, die wir nicht selbst herstellen können, nennen wir essenziell. Und so werden Aminosäuren in essenziell und nicht essenziell eingeteilt. (Es gibt allerdings eine Diskussion, ob es nicht doch 21 oder gar 22 proteinogene Aminosäuren sind. Auch die Klassifizierung in essenziell und nicht essenziell wird immer wieder diskutiert. Wir haben für hier die gängige Anzahl und Klassifizierung gewählt. Und noch ein Hinweis zur Bezeichnung mit gleicher Bedeutung: Manchmal liest du »entbehrlich« statt »nicht essenziell« und »unentbehrlich« statt »essenziell«.) Eine einfache Eselsbrücke: Essenzielle Aminosäuren müssen wir essen. Es gibt für Erwachsene elf nicht essenzielle Aminosäuren und neun essenzielle.

Nicht essenzielle Aminosäuren:

- Alanin
- Arginin
- Asparagin
- Asparaginsäure
- Cystein
- Glutamin
- Glutaminsäure
- Glycin
- Histidin
- Prolin
- Serin
- Tyrosin (essenziell für Kinder)

Essenzielle Aminosäuren:

- Histidin
- Isoleucin
- Leucin
- Lysin
- Methionin
- Phenylalanin
- Threonin
- Tryptophan
- Valin

Es gibt allerdings auch Aminosäuren, die in gewissen Lebensphasen vom nicht essenziellen ins essenzielle Perlenteam wechseln. Arginin, Cystein, Tyrosin und Histidin gelten je nach Anforderung des Körpers als bedingt essenziell, da der Körper sie in Aufbau- und Wachstumsphasen (z. B. Schwangerschaft, Wachstum, bei bestimmten Stoffwechselerkrankungen oder nach einem physiologischen Trauma wie einem Unfall) nicht in ausreichender Menge selbst herstellen kann.

Dafür brauchst du täglich Protein

Als Nummer-Eins-Baustoff sind Proteine eine der entscheidenden Grundlagen des Lebens. Sie sind Bausteine überlebenswichtiger Zellen, Gewebe und Substanzen. Die folgende Übersicht zeigt dir die wichtigsten Eiweißfunktionen.

Funktion	Erklärung
Sättigung und Appetitkontrolle	Wichtigster Nährstoff, der deinem Gehirn das Signal gibt: »Ich bin satt.«
Muskelwachstum und Muskelschutz	Eiweiß liefert die notwendigen Bausteine für Wachstum und Reparatur, besonders beim Abnehmen und im Alter.
Katalysator für Stoffwechsel	Ohne Proteine geht im Stoffwechsel nichts. Aminosäuren sind wichtig für viele Stoffwechselprozesse.
Botenstoffe und Hormone	Damit unsere Zellen wissen, wie sie sich verhalten sollen, brauchen sie Hormone. Peptidhormone sind eine ganze Hormonklasse aus Eiweiß (Insulin oder Wachstumshormon).
Transportproteine	Torwächter von Zellen (Kanalproteine) und Taxis im Blutstrom (Carrierproteine), die dafür sorgen, dass Nährstoffe dort ankommen, wo sie hinmüssen. Hämoglobin z. B. hilft, Sauerstoff durch den Blutstrom zu transportieren.
Strukturproteine	Kollagen ist das wichtigste Strukturprotein in unserem Körper, es gibt ihm Halt, Form und Festigkeit.
pH-Stabilisator	Unverzichtbar im Säure-Basen-Haushalt
Wasserregulation	Z. B. in Form des Hormons ADH
Immunsystem	Aminosäuren sind Bausteine für Antikörper und schützen vor krankmachenden Erregern.
Energielieferant	Vor allem in kritischen Phasen kann der Körper daraus Energie gewinnen. Hauptsächlich ist Eiweiß aber Baustoff im Körper.

Wir werden auf all das und noch einiges mehr im nächsten Teil des Buchs eingehen (siehe Seite 23). Vorher klären wir aber die alles entscheidende Frage: Wie viel Protein brauchst du wirklich, wenn die gängigen Empfehlungen zu niedrig sind?

So viel Protein solltest du essen

Ein Blick auf die aktuelle Studienlage zeigt: Um all die positiven Effekte zu spüren, über die wir bisher gesprochen haben und noch sprechen werden, brauchst du mehr qualitativ hochwertiges Eiweiß, als die offiziellen Empfehlungen vermuten lassen.[6]

Dein Proteinbedarf hängt von vielen Faktoren ab: dem Verhältnis von Muskel- zu Fettmasse, der Art und der Intensität deiner körperlichen Aktivität, genetischen Faktoren, deiner Ernährungsweise und so weiter. Zum Glück gibt es aber wissenschaftlich fundierte Richtwerte, die wir für dich zusammengetragen haben und die es dir leicht machen, deinen Proteinbedarf zu berechnen. Diese Werte zielen auf langfristiges Wohlbefinden, Lebensqualität, körperliche Leistungsfähigkeit, ein natürliches Sättigungsgefühl und einen gesunden Stoffwechsel ab.

So viel Protein brauchst du:

Du machst seltener als 3-mal pro Woche Sport:
Mindestens 1 Gramm Eiweiß pro Kilogramm Körpergewicht
Du machst 3–5-mal pro Woche Sport oder willst 0,2–0,5 Kilo pro Woche abnehmen oder bist über 50 Jahre alt:
1,5 Gramm Eiweiß pro Kilogramm Körpergewicht
Du machst 5–7-mal pro Woche Sport, willst deinen Muskelzuwachs maximieren oder mehr als 0,5 Kilo pro Woche abnehmen:
2 Gramm Eiweiß pro Kilogramm Körpergewicht

Beispiel 1:

- Körpergewicht: 65 kg
- sitzende Bürotätigkeit, 2-mal pro Woche Sport (Eigengewichtsübungen)
- Ziel: Gewicht halten
- Proteinbedarf: 1 Gramm Eiweiß pro Kilogramm Körpergewicht
- Rechnung: **65 kg x 1 = 65 g hochwertiges Eiweiß pro Tag**

Beispiel 2:

- Körpergewicht: 70 kg
- aktiver Lebensstil, sitzende und gehende Tätigkeit, 3-mal pro Woche Sport (Kraft-Ausdauer-Mix)
- Ziel: etwas Fett verlieren
- Proteinbedarf: 1,5 Gramm Eiweiß pro Kilogramm Körpergewicht
- Rechnung: **70 kg x 1,5 = 105 g hochwertiges Eiweiß pro Tag**

Und wie sieht es in besonderen Lebensphasen aus? Gängige Empfehlungen für Schwangere liegen im zweiten Trimester bei etwa 0,9 Gramm Protein pro Kilogramm Körpergewicht und im dritten Trimester bei etwa 1,0 Gramm, während Stillende etwa 1,2 Gramm benötigen. Tatsächlich deuten aber neuere Studien darauf hin, dass auch hier die gängigen Empfehlungen möglicherweise zu niedrig angesetzt sind.[7] Für Kinder und Jugendliche gilt Ähnliches. Deshalb: Stimme diese individuellen Bedürfnisse unbedingt mit qualifizierten Ernährungsfachkräften und Ärzt*innen ab.

Du hast es geschafft: Wir haben erst mal alle wichtigen Grundlagen abgehakt und können nun so richtig in die Welt der Proteine eintauchen und lernen, welche Wunder mehr Protein in deinem Körper bewirkt.

GESÜNDER LEBEN UND WOHLER FÜHLEN MIT MEHR PROTEIN

Wahrscheinlich haben wir alle dasselbe Ziel im Leben: gesund und fit bleiben, solange es geht. Nicht nur alt werden, sondern gesund altern. Wir möchten uns wohl im eigenen Körper fühlen, schön fühlen, uns keinen Stress wegen Kalorien machen, genießen, im Alter beweglich und verschont von Zivilisationskrankheiten bleiben. Leider gibt es dafür keine Garantie. Manche Gesundheitsfaktoren können wir nicht beeinflussen. Das müssen wir akzeptieren. Aber die gute Nachricht ist:

Es gibt viele Gesundheitsfaktoren, die wir selbst in der Hand haben. Und zwar jeden Tag.

Deine Ernährung ist einer dieser Gesundheitsfaktoren. Und dazu zählt – du hast es geahnt: hochwertiges Protein. In diesem Teil des Buches erfährst du, wie und warum Lisa aus unserem Beispiel sich mit mehr Protein so viel besser fühlt. Du lernst, wie auch du dein Wohlbefinden steigern, ein natürliches Sättigungsgefühl entwickeln, leichter abnehmen und Muskeln aufbauen kannst, aber auch, wie Protein dich beim gesunden Altern unterstützt und vieles mehr. Aber vorher müssen wir noch etwas ausholen.

Sieben Säulen ganzheitlicher Gesundheit

Protein kann viel, aber eben nicht alles. Deshalb ist es uns wichtig, an dieser Stelle kurz auf deine ganzheitliche Gesundheit einzugehen. Denn oft wird dieser Aspekt bei Ratgebern außen vor gelassen. Ernährung und Protein sind zwar sehr wichtige Stellschrauben, wenn es um Gesundheit geht, aber eben nicht die einzigen.

Für uns ist klar: Gesundheit ist das Ergebnis eines komplexen Zusammenspiels vieler Faktoren, von denen einige beeinflussbar sind und andere nicht. Du kannst vielleicht selbst darüber entscheiden, wie du dich ernährst und wie viel Sport du treibst, aber du hast nicht in der Hand, mit welchen genetischen Voraussetzungen du ausgestattet wirst. Es ist pures Glück, in einem der reichsten Länder der Welt geboren zu sein oder ohne eine chronische Krankheit auf die Welt zu kommen – das sind Dinge, die wir nicht beeinflussen können.

Insgesamt gibt es sieben Säulen, auf denen deine Gesundheit und Zufriedenheit fußt. Sie hängen alle miteinander zusammen, und Eiweiß spielt bei einigen von ihnen eine wichtige Rolle.

Ernährung ist unser Treibstoff. Sie liefert Wasser, Energie, Baustoffe wie Proteine sowie lebenswichtige Vitamine und Mineralstoffe. Sie ist die Grundlage dafür, dass wir jeden Tag das können, was wir tun wollen: leben.

Bewegung und Sport: Viele Menschen bewegen sich vom Bett ins Auto, vom Auto auf den Bürostuhl und zurück. Das ist eine Qual für den Körper. Wir sind dafür gemacht, uns zu bewegen. Sport und Bewegung setzen Neurotransmitter frei, die für mehr Wohlbefinden, Glücksgefühle und Freude sorgen. Wir können durch regelmäßige Bewegung Stress abbauen, Ängsten und Depressionen vorbeugen, die Schlafqualität verbessern und im wahrsten Sinne des Wortes ein starkes Grundgerüst für gesundes

Altern bauen. Eine proteinreiche Ernährung ist enorm wichtig, um nicht nur Höchstleistungen im Training zu erreichen, Muskeln aufzubauen und zu regenerieren, sondern auch, um ein Leben lang mobil zu bleiben.

Soziale Beziehungen pflegen wirkt sich positiv auf uns aus. Studien zeigen, dass sogar der freundliche Smalltalk mit der Barista oder dem Taxifahrer auf unser soziales Beziehungskonto einzahlt – und dass Menschen mit erfüllten zwischenmenschlichen Beziehungen ein geringeres Sterblichkeitsrisiko aufweisen als die, die sozial zurückgezogen leben. Und hier kommt die oft unterschätzte soziale Funktion der Ernährung zum Tragen. Mit- und füreinander kochen, gemeinsam einkaufen, Lebensmittel auf dem Balkon anpflanzen und sich zusammen drum kümmern und natürlich mit den Liebsten zum Abendessen treffen – all das sind nicht nur Verhaltensweisen, die auf das Gesundheitskonto der Ernährung einzahlen, sondern die soziale Komponente des Essens zahlt auch auf das Beziehungskonto ein.

Schlaf und Erholung: Zu wenig Schlaf wird mit depressiver Verstimmung, Heißhungerattacken, Konzentrationsschwäche und Infektanfälligkeit in Verbindung gebracht. Schlaf ist entscheidend für deine Gedächtnisfunktion im Alltag und deine Hormonregulierung. Und auch hier gibt es eine Verbindung zur Ernährung: Iss bis spätestens zwei Stunden vor dem Schlafengehen die letzte Mahlzeit, um deinen Schlaf nicht zu stören. Und nein, Alkohol sorgt nicht für besseren Schlaf – Studien zeigen klar, dass Alkohol zwar dafür sorgen kann, die Einschlafzeit zu verkürzen, aber er sorgt dann für eine schlechtere Schlafqualität.[1]

Erfüllung und Sinn: Menschen mit klarem Lebenssinn tendieren dazu, motivierter und gesünder zu leben. Wenn wir Erfüllung in Job, Hobby oder Beziehungen finden, senkt das Stress und fördert unsere allgemeine Zufriedenheit und Gesundheit. So profitiert auch unser Immunsystem, wenn wir einen Sinn im Leben sehen und nicht ziellos umherirren.

Natur und Umwelt: Der Zugang zu Grünflächen und weniger Umweltverschmutzung fördern unsere geistige Fitness und reduzieren Stress. Das merken wir auch ganz schnell selbst, wenn wir z. B. mal wieder einen Spaziergang durch den Wald machen und die Ruhe genießen. Außerdem sind eine sinnhafte Verortung innerhalb und ein förderliches Verhalten gegenüber unserer Umwelt ein entscheidender Faktor dieser wichtigen Säule ganzheitlicher Gesundheit.

Glück und Dankbarkeit: Allein Glück (oder Zufall) entscheidet, in welche Umstände wir geboren werden und mit welcher Werksausstattung wir auf die Welt kommen. In welche Familie wir hineingeboren werden hat großen Einfluss auf unsere Bildungschance und beeinflusst, wie anfällig wir für chronische und psychische Krankheiten sind. Epoche, Gesellschaft, Krieg oder Frieden, Wissensstand, Regierungsform – all das können wir uns nicht aussuchen. Unsere genetische Ausstattung hat Einfluss darauf, wie effektiv unser Stoffwechsel auf bestimmte Nährstoffe reagiert, ob wir ein vergleichsweise hohes Risiko für Übergewicht und Adipositas haben oder wie gut wir Koffein vertragen, und sind dafür verantwortlich, wie hoch unser Basisrisiko für bestimmte Krankheitsbilder ist. Wir können die Verantwortung dafür übernehmen, das Beste aus unseren Werkseinstellungen machen.

Du siehst: Proteine sind zwar ein wichtiger Bestandteil unserer Ernährung, aber die Ernährung wiederum ist nur eine der sieben Säulen ganzheitlicher Gesundheit. Bitte behalte das im Hinterkopf, während wir uns im weiteren Verlauf dieses Teils anschauen, welche essenzielle Rolle Protein für deine umfassende Gesundheit spielt.

Nach diesem kleinen, aber wichtigen Ausflug kehren wir jetzt zurück zu unserem Hauptakteur: dem Protein. Erster Halt: Weniger Nettokalorien.

Weniger Nettokalorien dank Protein

Das Leben ist viel zu kurz, um Zeit mit Kalorienzählen zu verschwenden. Sich krampfhaft auf Kalorien zu versteifen wird langfristig vermutlich das Gegenteil von dem bewirken, was es soll, und kann bestimmte Krankheiten triggern, bei denen sich die Gedanken rund um die Uhr ums Essen drehen. So funktioniert eine gesunde Ernährung aber nicht. Ernährung ist vor allem eins: Treibstoff. Kein Stoff, um den man sich 24/7 Sorgen machen sollte.

Deshalb sind wir keine Fans von Kalorienzählen. Es gibt Ausnahmen, aber für die allermeisten Menschen gibt es genau einen Grund, um Kalorien kurzzeitig zu tracken: Um ein Gefühl für Kalorien zu bekommen. Dafür reichen ein paar Tage. Und dann sollte das Ziel sein: intuitiv gesund essen und insgesamt nicht deutlich mehr Kalorien essen, als dein Körper braucht. Und genau dabei hilft Protein ungemein.

Auf beiden Tellern befinden sich 1.000 kcal

Pasta mit leichter Sahnesauce und Gemüse

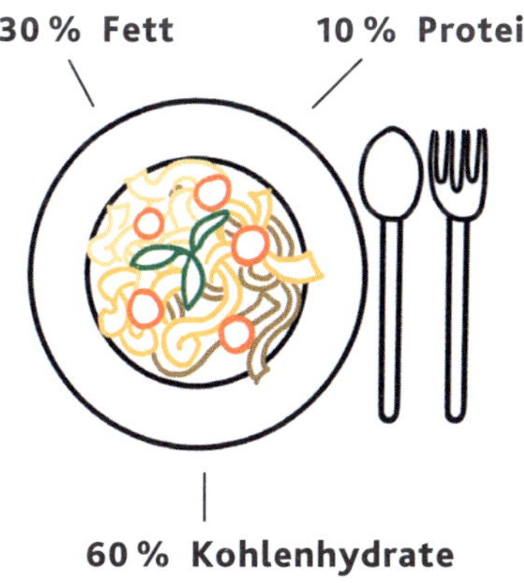

Lachsfilet mit braunem Reis, Avocadocreme und Gemüse

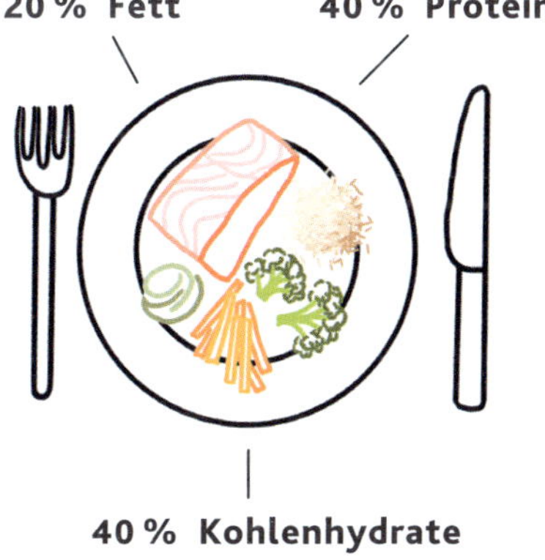

Stell dir vor, du hast zwei Teller vor dir stehen, auf dem einen Pasta mit leichter Sahnesauce und Gemüse, auf dem anderen Lachsfilet mit braunem Reis, Avocadocreme und Gemüse. Beide Teller enthalten genau 1000 Kalorien – das sind die Bruttokalorien einer Mahlzeit.

Obwohl beide Mahlzeiten dieselbe Menge an Bruttokalorien enthalten, unterscheidet sich die Menge der Kalorien, die tatsächlich in deinem Körper ankommen, erheblich. Das, was am Ende übrigbleibt, nennen wir **Nettokalorien.**

Also wie auf dem Gehaltszettel am Ende des Monats: Brutto ist die höhere Summe auf der Gehaltsabrechnung und netto ist das, was auf deinem Konto landet. Aber welcher von den beiden Tellern hat jetzt weniger Nettokalorien? Oder anders gefragt: Von welchem Teller kommen weniger Kalorien im Körper an? Anders als beim Gehalt, das du verdienst, ist es bei Kalorien für die allermeisten Menschen sinnvoll, möglichst wenig Netto vom Brutto übrig zu haben. Denn das hilft, langfristig intuitiv zu essen und gesund zu bleiben. Aber wie soll das überhaupt funktionieren, weniger Kalorien aufzunehmen, als man gegessen hat?

Die drei Hauptakteure im Spiel der Kalorien sind die Makronährstoffe Kohlenhydrate, Fette und Proteine. Und wir würden kein Buch über Proteine schreiben, wenn Eiweiß bei diesem Vergleich nicht am besten abschneiden würde.

Von allen drei Makronährstoffen hat Protein den höchsten Thermic Effect of Food (TEF).

Den was? Der TEF beschreibt, wie viel der aufgenommenen Kalorien für Verdauung und Verwertung verbraucht werden. In unserer Analogie könnte man sagen, auf Proteine zahlen wir mehr Steuern (was in diesem Fall gut ist) und deshalb haben wir weniger Netto. Und das bedeutet, dass am

Ende weniger Kalorien im Körper ankommen als bei einer kohlenhydratreichen oder fettreichen Mahlzeit. Bei Proteinen kann dieser Effekt 20 bis 30 Prozent der aufgenommenen Kalorien ausmachen, bei Kohlenhydraten sind es nur fünf bis zehn Prozent und bei Fetten sogar weniger als drei Prozent. Einfach gesagt heißt das: Wenn du brutto 100 kcal aus Protein isst, kommen nur 70 bis 80 kcal netto an. Bei Kohlenhydraten bleiben von 100 kcal noch 90 bis 95 kcal und bei Fetten sogar 97 bis 100 kcal.

Schauen wir uns jetzt noch mal unsere zwei Teller mit jeweils 1000 kcal an. Hier siehst du, wie viel Prozent der Mahlzeit aus welchem Makronährstoff besteht.

Makronährstoff	**Mahlzeit 1:** Pasta mit leichter Sahnesauce und Gemüse	**Mahlzeit 2:** Lachsfilet mit braunem Reis, Avocadocreme und Gemüse
Kohlenhydrate	60 %	40 %
Fett	30 %	20 %
Protein	**10 %**	**40 %**

Die Mahlzeiten unterscheiden sich vor allem sehr deutlich in ihrem Proteinanteil. Bei exakt gleicher Bruttokalorienmenge (1000 kcal) liefert Mahlzeit 2 mehr Eiweiß, und es kommen somit, aufgrund des TEF, netto weniger Kalorien an (Berechnung mit durchschnittlichen TEF-Werten, 0,75 bei Protein). Sieh selbst:

Kalorien	**Mahlzeit 1:** Pasta mit leichter Sahnesauce und Gemüse	**Mahlzeit 2:** Lachsfilet mit braunem Reis, Avocadocreme und Gemüse
Brutto	1.000 kcal	1.000 kcal
Netto	936 kcal	874 kcal

Enthält deine Mahlzeit jetzt auch noch Ballaststoffe, kann das den Thermic Effect of Food zusätzlich erhöhen. Denn: Ballaststoffe sorgen dafür, dass dein Körper mehr Energie zur Verdauung aufwendet.

Proteine und Ballaststoffe sind das Dreamteam, das uns am wenigsten Nettokalorien liefert.

Wie viele Proteine, Kohlenhydrate und Fette deine Mahlzeiten enthalten, entscheidet auch darüber, wie überschüssige Kalorien eingelagert werden. Wenn du mehr isst, als dein Körper benötigt, speichert er die überschüssige Energie für später. Wir alle speichern vor allem Kohlenhydrate und Fette als Energiereserven. Kohlenhydrate in Form von Glykogen in Muskeln und Leber und Nahrungsfett … na, eben als Körperfett. Biochemisch sieht das ein bisschen komplexer aus, aber für uns reicht diese grobe Einteilung.

In einer Welt, in der Lebensmittel ständig verfügbar sind, ist diese Fähigkeit, Fett zu speichern, jedoch oft mehr Fluch als Segen. Wird zu viel gespeichert, entstehen auf lange Sicht allseits bekannte »Wohlstandskrankheiten« wie koronare Herzerkrankungen oder Diabetes mellitus.

Aber hier kommt ein weiterer Proteintrick:

Ein Kalorienüberschuss aus Protein wird nur sehr ineffizient in Körperfett umgewandelt.

Unser Körper liebt Protein als Baustoff, aber nicht als Energiereserve (in Hungerzuständen können aber auch Muskeln abgebaut werden, um daraus Glukose zu machen).

Das bedeutet, dass der proteinreiche Teller a) weniger Nettokalorien liefert und b) im Falle eines Kalorienüberschusses weniger effizient als Körperfett eingelagert wird als der kohlenhydrat- und fettreichere Teller. Und das, obwohl beide Teller ursprünglich die gleiche Menge an Bruttokalorien haben. It's not magic, it's science!

Noch mal zusammengefasst: Hohe Kaloriensteuern auf Lebensmittel zu zahlen ist gut. Und hier schneiden protein- und ballaststoffreiche Lebensmittel am besten ab. Proteine sorgen für eine längere Sättigung und eine höhere Wärmeentwicklung während der Verdauung, was bedeutet, dass netto weniger Kalorien im Körper ankommen als bei Kohlenhydraten und Fetten.

Alle Kalorien sind gleich. Aber sie wirken unterschiedlich.

Weniger Heißhunger dank Protein

Du steckst mitten in einer Diät, und all deine Gedanken kreisen nur noch um ein Thema: Essen. »Wann ist endlich die nächste Mahlzeit? Wann kann ich das nächste Mal etwas essen? Werde ich davon satt?« Und weil das ziemlich nervig ist, wissen wir genau: Es gibt nichts Befriedigenderes, als dann zu essen, wenn wir Hunger haben, und das zu essen, worauf wir Lust haben.

Unser Ziel ist es, angenehm lange satt zu sein, intuitiv Hunger zu spüren und vor allem Heißhungerattacken zu vermeiden.

Heißhunger einfach erklärt

Heißhunger ist ein überlebenswichtiger Sicherheitsmechanismus. Wenn du deutlich weniger isst, als du verbrauchst, geht irgendwann ein rotes Lämpchen zwischen Hormonsystem und Gehirn an und sagt: Wir essen jetzt. Und zwar sofort! Die letzten paar Jahrzehnte ausgeklammert, war dieses rote Lämpchen historisch gesehen für unsere Vorfahren lebensrettend. Aber du ahnst es schon: Diesen Sicherheitsmechanismus brauchen wir heute nicht mehr – wir können uns fast überall und jederzeit das kaufen, was wir gerade brauchen.

Heißhunger entsteht durch Stress. In der gesamten Menschheitsgeschichte war der typische Stressor, der zu Heißhunger führte, Nahrungsmangel. Und das ist auch heute noch so: Wenn du auf die Versprechungen einer Crashdiät reingefallen bist – und das passiert Millionen von Menschen pro Jahr –, dann isst du wahrscheinlich so wenig, dass du ein zu hohes Kaloriendefizit hast. Das geht dann ein paar Tage gut, aber irgendwann – und daran führt kein Weg und kein Nahrungsergänzungsmittel vorbei – springt das rote Heißhungerlämpchen an. Und das passiert auch, wenn du nicht auf die Zufuhr essenzieller Mikronährstoffe und anderer wichtiger Substanzen achtest. Heißhunger will uns, einfach gesagt, vermitteln: Mir fehlt etwas, und ich brauche es jetzt!

In unserer modernen Welt spielt aber auch mentaler Stress eine wichtige Rolle in der Entstehung von Heißhunger. Studien zeigen: Schlafmangel führt zu Heißhunger. Anhaltender arbeitsbedingter Stress führt zu Heißhunger. Das Gefühl der Überwältigung führt zu Heißhunger. Wieso das so ist, wissen wir noch nicht genau, aber klar ist: Wir können etwas gegen Heißhunger und für ein gesundes Sättigungsgefühl tun.

Protein macht länger satt

Kohlenhydrate, Fette und Proteine unterscheiden sich nicht nur hinsichtlich ihrer Brutto- und Nettokalorien, sie haben auch unterschiedlich viel Einfluss darauf, wie satt du dich nach einer Mahlzeit fühlst. Und Überraschung: Protein glänzt auch hier wieder mit seiner Leistung im Vergleich zu den anderen beiden Makronährstoffen: Isst du eine eiweißreiche Mahlzeit, hält diese, wie Studien zeigen, länger satt als eine Mahlzeit, die weniger eiweißreich ist.[2]

Proteine liefern dir nicht nur weniger Kalorien, sondern sättigen dich auch nachhaltiger.

Aber warum? Lass uns einen kurzen Biochemie-Exkurs machen. Nächster Halt: Neurotransmitter. Das sind biochemische Stoffe, die Reize von einer Nervenzelle an eine andere Nervenzelle weiterleiten. Ein einfaches Beispiel: Du musst eine wichtige Präsentation halten und bist nervös. Was passiert in deinem Körper? Er schüttet Neurotransmitter und Hormone wie Noradrenalin und Adrenalin aus. Sie bereiten deinen Körper auf eine Fight-or-Flight-Reaktion vor, indem sie Stresssignale zwischen den Nervenzellen übertragen. Deine Herzfrequenz erhöht sich, deine Atemwege erweitern sich, und dein Körper stellt dir zusätzliche Energie bereit. Neurotransmitter, aber auch Hormone, können, wie du siehst, so einiges im Körper beeinflussen.

Und so funktioniert es auch beim Eiweiß: Isst du beispielsweise zum Abend einen Kichererbsensalat mit Tofu, stimulieren die in der Nahrung enthaltenen Aminosäuren die Bildung von Sättigungshormonen und Neurotransmittern, die Sättigung signalisieren. Eine dieser Aminosäuren ist Leucin. Diese spezielle Aminosäure hat die Fähigkeit, Neurotransmitter schnell zu produzieren, die eine klare Botschaft an unser Gehirn senden: »Danke, ich bin satt!«. Diese Neurotransmitter übertragen also den Reiz von Zelle zu Zelle, um dem Gehirn zu signalisieren: »Iss nicht weiter, es reicht.«

Aber das war noch nicht alles: Während wir Proteine verdauen, entstehen weitere Sattmacher: Die Hormone Cholecystokinin, Peptid YY (PYY) und Glucagon-like Peptide 1 (GLP-1) senden die gleichen Signale an unsere Schaltzentrale. Zusätzlich wirken diese Hormone direkt im Magen und sorgen dafür, dass er langsamer entleert wird. Die logische Konsequenz: Ist der Magen länger voll, fühlen wir uns länger satt.

Essen wir also eine proteinreiche Mahlzeit, sorgen Hormone und Neurotransmitter dafür, dass wir danach länger gesättigt sind. Und das hängt ganz klar mit dem Heißhunger und dem Lämpchen zusammen, das uns abends auf dem Sofa sagt: »Wir ziehen uns jetzt die ganze Tüte Chips rein, let's go!«. Zuerst mal ganz logisch: Wer sich länger und gut gesättigt fühlt, hat schon mal weniger Heißhunger. Allerdings ist es auch so: Im Gegensatz zu kohlenhydratreichen Lebensmitteln, die unseren Blutzuckerspiegel häufig Achterbahn fahren lassen, sorgen Proteine genauso wie Ballaststoffe für eine stabilere und gleichmäßigere Freisetzung von Energie. Dies hilft, das Hungergefühl natürlich zu regulieren und beugt Heißhungerattacken und Mittagstiefs vor. Heißt im Umkehrschluss: Du kannst dich auch besser konzentrieren und bist klarer im Kopf!

Denken wir also nochmal an die zwei Mahlzeiten aus dem vorherigen Kapitel (siehe Seite 27), dann steht fest: Mahlzeit 2 mit mehr Protein liefert nicht nur netto weniger Kalorien, sondern hält auch länger satt und beugt Heißhunger vor. Eine proteinreiche Mahlzeit, die zudem noch ordentlich Ballaststoffe enthält, ist im Hinblick auf dein Sättigungsgefühl nicht zu schlagen.

Protein sättigt am schnellsten

Das britische Forscherduo Stephen Simpson und David Raubenheimer machte Anfang der 2000er-Jahre mit einer Begründung für die weltweite Adipositas-Pandemie auf sich aufmerksam. Im Mittelpunkt ihrer Hypothese: Proteine.[3]

Ihrer Protein-Leverage-Hypothese zufolge sind wir Menschen physiologisch gesehen so ausgestattet, dass wir so lange essen, bis wir genügend Proteine aufgenommen haben. Das ergibt auch Sinn, wenn wir uns überlegen, dass Proteine der Makronährstoff mit den meisten essenziellen Bestandteilen ist (Kohlenhydrate = 0; Fette = 2 essenzielle Fettsäuren; Proteine = 9 essenzielle Aminosäuren). Wir erinnern uns: Essenzielle

Bestandteile sind die, die wir nur durch die Nahrung aufnehmen können, aber zum Überleben brauchen. Und das würde auch den besonders guten Sättigungseffekt von proteinreichen Mahlzeiten erklären.

Simpson und Raubenheimer hätten demnach eine Erklärung für die globale Verbreitung von Adipositas und mit starkem Übergewicht zusammenhängenden Krankheitsbildern gefunden. Dem britischen Forscherduo zufolge enthalten viele Fertigprodukte und sogenannte ultra-processed foods (sehr stark verarbeitete Lebensmittel) viel Zucker, viel ungesundes Fett und wenig Protein. Heißt im Umkehrschluss: Um sozusagen »proteinsatt« zu werden, brauchen wir aufgrund des niedrigen Proteingehalts eine größere Menge an hochverarbeiteten Lebensmitteln. Eine so große Menge an verarbeiteten Lebensmitteln, die uns auf Dauer krank macht.

Teil der Protein-Leverage-Hypothese ist auch, dass sich unser Hunger aus fünf Teilen zusammensetzt:

1. Protein-Appetit (Baustoff)
2. Fett-Appetit (Energie und Baustoff)
3. Kohlenhydrat-Appetit (Energie)
4. Ballaststoffe (Darmfutter + Indikator für Mikronährstoffe)
5. Willkürliche Energieaufnahme

Simpson und Raubenheimer, aber auch andere Forschende, folgerten aufgrund verschiedenster evolutionärer und physiologischer Faktoren, dass insbesondere Protein ein Schlüsselnährstoff für unseren Körper ist, um festzustellen, wann wir genügend hochwertige Baustoffe und Mikronährstoffe aufgenommen haben und »satt« signalisieren können.

Soweit die Theorie, aber was sagt die praktische Forschung? Seit einigen Jahren schon gibt es immer wieder Studien, die die Protein-Leverage-

Hypothese belegen. Sowohl Studien an Erwachsenen als auch bei Kindern und Jugendlichen zeigen:[4]

Menschen haben offenbar einen »Protein-Appetit«, der gestillt sein muss, damit wir uns nach einer Mahlzeit wirklich satt fühlen.

Probier es doch einfach selbst mal aus und vergleiche das Sättigungsgefühl nach einer proteinreichen Mahlzeit und das nach einer kohlenhydratreichen oder fettreichen Mahlzeit. Protein und Ballaststoffe sind demnach die wichtigsten Nahrungsbestandteile für einen gesunden Sättigungseffekt.

Stoffwechsel ankurbeln mit Protein

Heißhunger ist schon ein heißes Thema, wenn es um gesunde Ernährung geht. Aber mindestens genauso oft wird über den Stoffwechsel gesprochen. Ingwer, Chili, Kaffee, Tee oder doch Fasten? Das Internet ist voll mit Tipps, wie du deinen Stoffwechsel ankurbeln kannst, und auch unsere Freund*innen und Verwandten haben auf jeder Geburtstagsfeier einen neuen Stoffwechsel-Ankurbel-Ratschlag parat. Was dabei völlig vergessen wird: Der Stoffwechsel ist so viel mehr als ein Abnehmwerkzeug.

Zuallererst das Wichtigste: Die meisten Stoffwechseltipps kannst du wieder vergessen. Lass vor allem die Finger von »Stoffwechselkuren«. Die sind nicht nur unnötig teuer, sondern auch nicht wissenschaftlich fundiert, ernährungsphysiologisch Quatsch und potenziell nachhaltig gesundheitsschädigend. Es gibt aber trotzdem einige wissenschaftlich belegte Tipps, wie du deinen Stoffwechsel unterstützen kannst. Die haben zwar nicht alle mit Protein zu tun, sind aber trotzdem enorm hilfreich.

Stoffwechsel einfach erklärt

»Stoffwechsel« ist ein Sammelbegriff für alle möglichen Körperprozesse, die dem Auf- und Abbau sowie dem Erhalt von Körpersubstanz dienen. Dabei helfen beispielsweise auch Transportproteine, indem sie sicherstellen, dass wichtige Moleküle genau dorthin gelangen, wo sie gebraucht werden. Zu ihnen gehören Hämoglobin (Sauerstofftransport), Lipoproteine (Fetttransport) und Albumin (Transport von Vitaminen, Mineralstoffen und Fettsäuren).

Ein Teil des Stoffwechsels ist der Energiestoffwechsel, der unseren Zellen Energie bereitstellt. Und zwar meist aus Nahrung. Unter bestimmten Umständen aber auch durch das »Ersetzen« fehlender Substanzen (z. B. Glukose) durch vorhandene Substanzen (z. B. Fett- und Aminosäuren). Die meisten Menschen denken beim Begriff »Stoffwechsel« aber direkt ans Abnehmen. In dem Zusammenhang kommen wir leider nicht um eine Gleichung herum, die ist aber super einfach zu verstehen, versprochen:

»Stoffwechsel« (eigentlich Energieumsatz) = Grundumsatz + Aktivitätslevel

Der Grundumsatz ist das, was du in völliger Ruhe brauchst, um am Leben zu bleiben. Dieser Wert wird durch viele Faktoren beeinflusst wie Muskelmasse, Alter, Hormonprofil, biologisches Geschlecht und so weiter. Aber der größte Hebel, um deinen Stoffwechsel und deinen Grundumsatz zu beeinflussen, ist das Aktivitätslevel. Und das hängt wiederum davon ab, wie aktiv du bist. Halten wir fest: Wenn die meisten Menschen über Stoffwechsel sprechen, meinen sie nicht den wissenschaftlichen Begriff, sondern eigentlich den Energieumsatz. Und meistens geht es um die Frage: Wie kann ich meinen Energieumsatz so beeinflussen, dass ich leichter abnehme oder mein Gewicht halte?

Jetzt schauen wir uns an, wie du mit bewährten und wissenschaftlich fundierten Methoden deinen Stoffwechsel (Energieumsatz) anregen kannst.

Stoffwechsel natürlich anregen – aber richtig

Wie schon gesagt, die meisten Tipps auf Social Media werden dir nicht helfen. Da kannst du noch so viel Ingwer und scharfe Saucen essen – dein

Grundumsatz wird sich dadurch nicht verändern. Aber das ist ja eigentlich unser Ziel: In völliger Ruhe mehr Kalorien zu verbrauchen. Und dafür gibt es ein paar Hebel, die du dir zunutze machen kannst:

EPOC steht für **e**xcess **p**ost-exercise **o**xygen **c**onsumption – oder einfach: Nachbrenneffekt. Der Nachbrenneffekt funktioniert ein bisschen so wie Zinsen. Du investierst einen Betrag (Training) und bekommst nach einer bestimmten Zeit Zinsen auf dein Investment (Nachbrenneffekt). Das heißt konkret: Du verbrennst auch nach deinem Training noch Kalorien. Explosive Sportarten, die kurzzeitig sehr anstrengend sind (z. B. HIIT), bringen mehr Zinsen aufs Konto als lange, konstant anstrengende Einheiten (z. B. 45 Minuten Stepper auf Stufe 5).

Muskelmasse: Mehr Muskelmasse führt zu einem höheren Grundumsatz und somit einem schnelleren Stoffwechsel. Heißt: Mit mehr Muskelmasse verbrennst du auch auf der Couch mehr Kalorien. Also: Runter vom Stepper und ran die Sprints und HIIT-Workouts, Eigengewichtsübungen und Krafttraining.

Mehr Protein: Nochmal zur Erinnerung: Protein hat den höchsten Thermic Effect of Food (TEF, siehe Seite 28). Besteht deine Mahlzeit also aus viel Protein, kommen netto weniger Kalorien bei dir im Körper an als bei Mahlzeiten mit viel Kohlenhydraten und/oder Fetten.

NEAT (**n**on-**e**xercise **a**ctivity **t**hermogenesis): Deine Alltagsbewegung zahlt vor allem auf dein Aktivitätslevel ein und erhöht damit deine Stoffwechselrate insgesamt. Dazu gehören Spaziergänge genauso wie Hausarbeit und einkaufen gehen und natürlich das klassische Treppe-statt-Aufzug-Prinzip.

Zappeln: Wir alle kennen den Kollegen, der immer mit den Beinen wippt, oder die Freundin, die ständig auf dem Stuhl herumrutscht. Überraschung: Diese Menschen haben einen höheren Energieumsatz. Zappeln (Fidgeting) kann bis zu 2500 kcal mehr am Tag verbrennen. Das ist ein starker Hebel auf den Energieumsatz! Oft aufstehen und hinsetzen, mit den Beinen wippen, im Sitzen die Hände bewegen – all das führt dazu, dass du deine Stoffwechselrate insgesamt erhöhst.

Erholsamer Schlaf: Nur ein ausgeschlafener Körper kann das volle Stoffwechselpotenzial ausschöpfen und gesund sein. Wenn du übermüdet bist, tendierst du nicht nur zu Heißhungerattacken, weil deine Hunger- und Sättigungshormone Ghrelin und Leptin durcheinander sind, sondern es sinkt auch deine Stoffwechselrate.

Achte auf ausreichend Alltagsbewegung, erholsamen Schlaf, proteinreiche Ernährung und baue Muskeln auf. Denn so unterstützt du deinen Stoffwechsel effektiv, nachhaltig und vor allem natürlich!

Gesund abnehmen mit Protein

Da ist es endlich: Das lang ersehnte Kapitel, das dir zeigt, wie du wirklich gesund abnehmen kannst. Aber Moment mal, da war ja schon so einiges, dass wir dazu besprochen haben: Dass eine proteinreiche Ernährung weniger Nettokalorien liefert, Heißhungerattacken mildert und den Stoffwechsel antreibt, sind nämlich schon drei Schlüsselfaktoren, die dich beim Gewichtsmanagement unterstützen und dir das Abnehmen erleichtern.[5]

Beim Abnehmen geht es nicht einfach darum, weniger Gewicht auf die Waage zu bringen, sondern Fettmasse zu verlieren. Wir wollen Fett verlieren und Muskeln aufbauen oder zumindest nicht abbauen, wir wollen sie erhalten. Deshalb hier die drei Grundlagen, mit denen du an deine nächste Diät herangehen solltest:

1. **Versteife dich nicht auf dein Gewicht:** Die Waage zeigt nur dein Gesamtgewicht an – und das schwankt aufgrund so vieler Faktoren, dass es nur dann ein okayer Indikator ist, wenn du den Durchschnitt vieler Messungen nimmst (bspw. Wochendurchschnitt). Außerdem kann es auch sein, dass dein Gewicht gleich bleibt oder sogar steigt, wenn du Fett verlierst und dafür aber Muskeln aufbaust. Denn Muskeln sind schwerer als Fett.

   Dein Ziel sollte sein, circa 0,5 Kilogramm pro Woche (maximal) abzunehmen. Und auch nicht mehr (außer bei starker Adipositas). Entweder den Wochendurchschnitt berechnen oder das Gewicht überhaupt nicht tracken, sondern Fotos machen und diese mit der Zeit vergleichen (Achtung: Natürlich siehst du nach einer Woche keinen großen Unterschied!) und beobachten, wie sich deine Klamotten anfühlen und wie wohl du dich in deinem Körper fühlst.

2. **Denke langfristig und mache keine Crashdiäten:** Gerade wenn wir vor dem Spiegel stehen oder Klamotten nicht mehr passen, fliegen bei einigen von uns sehr schnell mal die Sicherungen raus. Dann wollen wir so schnell es geht etwas ändern. So schnell es geht abnehmen. Dann googlen wir nach einer schnellen Lösung und sind anfällig für alle möglichen Diätlügen. Deshalb: Versuche dich auf ein langfristiges Ziel zu besinnen und gib dir und deinem Körper Zeit, sich an eine Umstellung zu gewöhnen und anzupassen. Wenn du auf deine Kalorien achten möchtest, sind 300–500 kcal Defizit pro Tag die Grenze. Folgende Daumenregel kann helfen: Wenn du protein- und ballaststoffreich isst, kannst du mit dem Essen aufhören, sobald du ein leichtes Sättigungsgefühl spürst.

3. **Nicht hungern!** Klingt so logisch und einfach, und das ist es eigentlich auch. Hunger verdirbt uns die Stimmung und nimmt uns die Freude, die wir am Leben haben könnten. Wenn wir zu lange zu wenig essen, führt das beispielsweise zu Heißhungerattacken und Hormonstörungen. Iss also ballaststoffreich und proteinbetont. Das hält dich länger und besser satt und hilft dir, deine Muskeln zu erhalten.

Gut, die Basis haben wir. Aber welche Tipps kannst du noch befolgen, um gesund und nachhaltig abzunehmen?

1. **Stoffwechsel anregen:** Du weißt aus dem vorherigen Kapitel (siehe Seite 37), wie das geht.

2. **Muskulatur aufbauen:** Drei bis vier Mal die Woche solltest du deine Muskeln trainieren. Es muss nicht immer unbedingt eine Sporteinheit von einer Stunde sein, 30 Minuten reichen oft auch. Aber deine Muskeln kannst du dir als Kaloriendauerverbrenner vorstellen – wenn du langfristig gesund und mobil bleiben willst, brauchst du einen starken Körper. Und beim Abnehmen werden dir deine Muskeln allemal helfen. Mehr dazu dann im nächsten Kapitel (siehe Seite 42).

3. **Kein zu hohes Kaloriendefizit:** Deinen Kalorienbedarf pro Tag kannst du ganz einfach mit einem Kalorienrechner im Internet grob ausrechnen. Während du eine Diät machst, solltest du aber nicht mehr als 500 kcal unter deinem Bedarf essen. Sonst schaltet dein Körper in den sogenannten »Starvation Mode« oder »Hungermodus«. Dein Körper bekommt dann so wenig von dem, was er braucht, dass er denkt, es steht eine Hungerperiode bevor. Er senkt die Stoffwechselrate, um Energie zu sparen, dein Grundumsatz kann sinken, Fortpflanzungs- und hungersteuernde Hormone geraten durcheinander, und Fett wird für schlechte Zeiten eingelagert. Es passiert genau das, was wir mit einer Diät nicht erreichen wollen.

Gesunde Körperzusammensetzung dank Protein

Die Tage, an denen wir uns wohl im eigenen Körper fühlen, sind noch mal 10 % besser als alle anderen Tage – oder? Wir treten selbstbewusster auf, fühlen uns fit und lebendig. Und genau darum geht es uns ja langfristig: Sich im eigenen Körper wohlfühlen und für die Herausforderungen des Alltags fit sein. Wir kennen alle dieses unangenehme Gefühl, wenn die kurzen Sommerhosen vom letzten Jahr einfach nicht mehr passen wollen und generell nichts mehr so richtig gut sitzt. Aber was ist das Geheimnis hinter diesem tollen Körpergefühl, das wir spüren, wenn wir unser Wohlfühlgewicht haben?

Es ist ein Zusammenspiel aus psychologischen Faktoren wie Selbstakzeptanz und Selbstbewusstsein, aber auch von physiologischen Faktoren wie dem Hormonstatus und unserer Körperzusammensetzung. Bedeutet: Wie viel Muskeln und wie viel Fett wir haben, entscheidet mit darüber, wie fit, stark und attraktiv wir uns fühlen. Und genau darum geht's in diesem Kapitel.

So baust du Muskeln auf

Lass uns kurz die Grundlagen klären. Dass wir beim Thema Protein oft direkt an Muskeln denken, kommt natürlich nicht von irgendwoher. Da ist schon was dran. Denn Proteine sind die Grundbausteine für Muskelgewebe – wir brauchen sie aber nicht nur zum Muskelaufbau, sondern auch zur Reparatur, zum Schutz, also zum Erhalt und für eine optimale Funktion unserer Muskulatur. Protein ist mitverantwortlich für die Struktur und Straffheit (siehe Seite 49) unseres Körpers, also maßgeblich daran beteiligt, wie wohl wir uns in unserer eigenen Haut fühlen.

Wie gelangt das Protein jetzt aber in deine Muskeln und sorgt dafür, dass sie stark bleiben und wachsen? Stell dir deinen Körper vor wie eine Baustelle, auf der ständig gearbeitet wird. Hier gibt es zwei Teams mit klarer Arbeitsteilung: Team 1 ist für den Muskelaufbau zuständig und Team 2 für den Muskelabbau. Beide sind rund um die Uhr im Einsatz und arbeiten normalerweise gleich effizient. Auf der Baustelle wird also tüchtig geackert, aber es ist sozusagen kein Fortschritt zu erkennen. Diesen Zustand nennt man Homöostase, also einen Zustand im Gleichgewicht. Eine Gemeinheit der Natur: Ab Mitte 30 schon kippt das Gleichgewicht, und Team 2 arbeitet schneller als Team 1 – wenn wir nichts dagegen tun, verlieren wir schon ab Mitte 30 Muskelmasse.

Wollen wir jetzt aber Muskeln aufbauen, muss Team 1 effizienter arbeiten als Team 2. Wir brauchen also einen Reiz – Muskeltraining als Wachstumsreiz und Nahrungsprotein als Baustoff. Team 1 nimmt jetzt die Proteine aus der Nahrung, schmeißt die Muskelproteinsynthese an und baut fleißig neue Muskelproteine. Damit unsere Muskeln wachsen können, muss Team 1 schneller Muskelproteine aufbauen als Team 2 Muskelproteine abbaut. Und dafür brauchen sie eine ordentliche Ladung an neuem Baumaterial: Aminosäuren (vor allem essenzielle). Das Praktische: Zusätzlich zur neuen Ladung (die wir über die Nahrung aufnehmen) kann Team 1 sich am Recyclinghof der Baustelle bedienen: Denn hier liefert Team 2 Aminosäuren ab, die beim Muskelabbau übrigbleiben, und Team 1 kann diese für den Muskelaufbau verwenden. So arbeiten Team 1 und Team 2 in einer Art Kreislauf gemeinsam auf der Baustelle.

Wenn dieser Kreislauf aber aus dem Gleichgewicht gerät, wie zum Beispiel während einer Diät oder bei bestimmten Krankheiten wie Diabetes oder Krebs, kann das zum Muskelabbau führen. Werden wir älter, kann unser Körper möglicherweise nicht mehr so gut auf die Proteinzufuhr reagieren, weshalb wir ganz natürlich Muskeln abbauen. Deshalb ist es gerade dann von immenser Bedeutung, die vorhandenen Muskeln zu schützen, um beispielsweise Stürzen und Osteoporose vorzubeugen. Deshalb ist es so wichtig, so früh wie möglich darauf zu achten, genügend hochwertiges Protein zu essen und Kraftsport zu treiben. Das heißt allerdings nicht, dass es von jetzt an darum geht, immer dickere Muskeln zu bekommen, sondern auf eine gesunde Verteilung von Muskelmasse und Körperfett hinzuarbeiten. Auf eine gesunde Körperzusammensetzung. Aber was bedeutet das genau?

Gesundes Verhältnis von Muskelmasse zu Fettmasse

Also: Muskelaufbau und Muskelerhalt sind nicht nur wichtig für Fitnessstudio-Enthusiast*innen, sondern für uns alle. Zudem zeigen Studien, dass eine erhöhte Proteinzufuhr, oft in Verbindung mit sportlicher Betätigung, zu einer Verbesserung der fettfreien Körpermasse, der Kraft und des Fettabbaus führt.[6] Fettfreie Körpermasse ist ganz einfach der Anteil deines Körpers (also Muskeln, Knochen, Organe etc.), der eben nicht aus Fett besteht. Oft spricht man im Zusammenhang mit der Körperzusammensetzung aber von Muskelmasse und Fettmasse, wie du schon zu Beginn des Buchs gesehen hast (siehe Seite 15). Dazu jetzt mehr.

Lass uns erst mal klären, was die Körperzusammensetzung (auch »Body Composition«) überhaupt ist: Hier teilt man das Gesamtkörpergewicht auf in Fettmasse, Muskelmasse, Knochenmasse und Wasser. Wie das Verhältnis dieser Teile zueinander ist, ist bei jedem Menschen individuell. Generell gilt aber: Frauen haben einen höheren Körperfettanteil als Männer.

Ein gesundes Verhältnis von Muskelmasse zu Fettmasse hängt direkt mit einer höheren Stoffwechselrate zusammen, was langfristig die Gewichtskontrolle vereinfacht.

Durch den Aufbau von Muskelmasse wird der Grundumsatz des Körpers – also die Menge an Kalorien, die der Körper in Ruhe verbrennt – erhöht. Den Begriff kennst du bereits aus dem vorherigen Kapitel: Nachbrenneffekt (siehe Seite 38). Je mehr Muskeln du hast, desto höher ist also der Nachbrenneffekt, desto mehr Kalorien verbrennst du, während du auf dem Sofa liegst und entspannst.

Außerdem belegen Forschungen, dass eine erhöhte Muskelmasse eine Schlüsselrolle bei der Unterstützung der Knochengesundheit spielt und das Risiko für Osteoporose signifikant senken kann. Gerade Frauen sind nach ihrer Menopause einem erhöhten Risiko für eine Abnahme der Knochendichte ausgesetzt. Muskeln und Knochen arbeiten aber tatsächlich Hand in Hand – eine starke Muskulatur fördert nicht nur die Beweglichkeit und Stabilität, sondern stimuliert durch die körperliche Aktivität auch den Knochenaufbau und die Dichte der Knochenstruktur. Deshalb ist es so wichtig, muskelaufbauenden Sport zu treiben, seien es Eigengewichtsübungen oder Gewichte heben im Fitnessstudio.

Wir wissen bereits: Haben wir deutlich mehr Fett, als gesund für uns wäre, also eher eine ungünstige Body Composition, kann das zu einem erhöhten Risiko von Osteoporose, Herz-Kreislauf-Erkrankungen, Typ-2-Diabetes und bestimmten Formen von Krebs führen.

Eine gesunde Körperzusammensetzung bringt also viele gesundheitliche Vorteile mit sich. Aber woher weißt du jetzt, wie viel Muskelmasse und wie viel Fettmasse du hast bzw. brauchst? Normale Haushaltswaagen zeigen uns zwar eine Zahl an, die wir nur allzu gern auf die Goldwaage legen, sie sagen aber nichts über die Zusammensetzung unseres Körpers aus.

Um einen tieferen Einblick in die Verteilung von Muskel- und Fettgewebe zu bekommen, gibt es den DEXA-Scan (Dual-Energy-X-Ray Absorptiometry) oder die bioelektrische Impedanzanalyse. Das kostet zwar ein bisschen was, aber wir finden, es ist eine Investition wert. Und falls dir jetzt der BMI (Body-Mass-Index) einfällt, lass dir eins gesagt sein: Er berücksichtigt lediglich Körpergröße und -gewicht und unterscheidet nicht zwischen Muskel- und Fettmasse. Das kann zum Beispiel dazu führen, dass hoch trainierte Athlet*innen mit einer hohen Muskelmasse laut BMI als übergewichtig oder sogar adipös eingestuft werden. Eine sehr sportliche Person mit wenig Körperfett, aber viel Muskelmasse kann einen höheren BMI haben als jemand mit weniger Muskelmasse und mehr Körperfett – und trotzdem gesünder sein. Was wir damit sagen wollen: Du musst deine Körperzusammensetzung nicht unbedingt messen und dafür Geld ausgeben. Oft genügt es, sich auf das eigene Körpergefühl zu verlassen. **Du spürst und siehst, ob dein Körper eine gesunde Zusammensetzung hat.**

Wenn dein Körper eher weich, undefiniert und schlaff erscheint, und das sogar nach dem Training, können das Anzeichen für einen höheren Körperfettanteil sein. Die körperlichen Merkmale sind von Mensch zu Mensch unterschiedlich, doch es gibt zwei Anzeichen, die oft auf eine gesunde Body Composition deuten:

- Vaskularität: Sichtbare und heraustretende Blutgefäße. Je mehr (vor allem an Bauch, Oberarmen und Beinen) desto niedriger der Körperfettanteil.

- Freigelegte Muskulatur: Leicht sichtbare Konturen von Muskeln (im angespannten Zustand) deuten auf eine gesunde Body Composition hin.

Ganz wichtig: Einen gesunden Körperfettanteil erreichen wir nicht, indem wir dauerhaft zu wenig essen und bis ans Maximum trainieren. Denn hast du langfristig einen zu geringen Körperfettanteil, kann das schwerwiegende gesundheitliche Folgen haben. Das ist sehr wichtig zu verstehen: Das Ziel darf nicht ein maximal niedriger Körperfettanteil sein, das hat dann genauso negative gesundheitliche Folgen wie ein zu hoher Körperfettanteil.

Deshalb wollen wir dir zeigen, wie du mit der richtigen Ernährung und gezieltem Training langfristig die Körperzusammensetzung erreichst, mit der du dich wohlfühlst. Du musst jetzt nicht anfangen, riesige Muskelberge aufzubauen und jeden Tag ins Fitnessstudio zu gehen, viel mehr bedeutet das, ein natürliches Maß an Muskeln aufzubauen, sodass du dich langfristig stark fühlst und zufrieden bist, wenn du in den Spiegel schaust.

Drei Säulen für eine gesunde Körperzusammensetzung

Die drei Säulen für eine gesunde Körperzusammensetzung sind Sport, Regeneration und Ernährung. Gehen wir ins Detail:

Sport: Alltagsbewegungen wie Spazierengehen, Aufräumen oder Putzen sind top, um deinen Stoffwechsel auf natürlichem Wege zu boosten – das wissen wir nun. Das allein reicht allerdings nicht aus, um langfristige Veränderungen zu sehen. Sport soll Spaß machen, das ist klar. Aber er muss auch effektiv sein, das heißt: ja, es darf – und soll sogar – anstrengend sein. Wir hören das alle nicht gerne und machen das auch nicht so gerne, aber Anstrengung bedeutet auch immer Entspannung. Und was gibt es Besseres als das Gefühl, etwas geschafft zu haben? Deshalb findest du hier unsere Empfehlung für ein ganzheitliches Sportprogramm mit dem Ziel, gesunderhaltende Muskeln aufzubauen und das Herz-Kreislauf-System fit zu halten. Das Programm kann natürlich je nach Ziel variieren. Dieses hier ist gedacht für Menschen, die lange fit bleiben wollen und nicht in einem spezifischen Wettkampf eine Bestleistung abliefern wollen. Dann braucht man nämlich sportartenspezifisches Training. Das Programm ist ein Mix aus:

1. **Hypertrophie-Training** (Muskelaufbautraining) wie HIIT-Workouts, Körpergewichtsübungen und Gerätetraining im Fitnessstudio (5–12 Wiederholungen). Mit diesem Training setzt du den Reiz, dass deine Muskeln gestärkt werden.

2. **Herz-Kreislauf-System-Training** wie Joggen (Zone-2-Cardio), Intervallläufe (HIIT), Schwimmen, Radfahren/Indoor Cycling und Tanzen. Du trainierst für langfristige Herzgesundheit und Prävention vieler Zivilisationskrankheiten. Diese Sportarten kannst du als Zone-2-Training absolvieren.

Das ist eine Form des Ausdauersports mit eher moderater Intensität, typischerweise bei 75 % der maximalen Herzfrequenz. Als Faustregel gilt: Du kannst während des Trainings noch in ganz normalen Sätzen sprechen.

3. **Stretching, Koordination und Beweglichkeit** wie Yoga, Dehn- und Koordinationsübungen. Selbsterklärend, oder?

Die Gewichtung dieser Trainingssektionen kannst du dir wie folgt merken: 1 > 2 > 3. Die Trainingsfrequenz ist individuell, aber mindestens 2–3x Hypertrophie-Training pro Woche, 1–2x Herz-Kreislauf-System-Training pro Woche, 1x Stretching, Koordination und Beweglichkeit pro Woche. 20–45 Minuten pro Tag reichen schon aus, um gesunde Impulse für ein fittes Ich zu setzen.

So könnte deine Woche aussehen:

Mo	Di	Mi	Do	Fr	Sa	So
HIIT Ganzkörpertraining	Auf dem Laufband bergauf gehen	Pause	Gerätetraining/ Eigengewichtsübungen	Joggen	Pause	Yoga

Regeneration: Das ist deine Geheimwaffe. Denn: In den Ruhephasen zwischen den Trainingseinheiten wachsen deine Muskeln, und deine sportliche Leistung verbessert sich. Stell dir vor, dein Körper denkt sich: »Wow, das war anstrengend. Lass uns fürs nächste Mal noch ein paar Muskeln draufpacken, damit wir die Anstrengung besser meistern!« Das ist die sogenannte Superkompensation, durch die du in der nächsten Einheit, der nächsten Woche oder im nächsten Monat besser als davor bist. Und das nennt sich dann Progression. Einfach zu merken durch Progress = Fortschritt auf englisch.

Du merkst also: Erholung ist genauso wichtig wie Sport. Vor allem im Schlaf schüttet dein Körper besonders viel des proteinbasierten Wachstumshormons aus. Deswegen sind übrigens Power Naps auch so toll, weil sie Regeneration und Muskelaufbau fördern. Das sind doch mal gute Neuigkeiten – oder?

Ernährung: Die richtige Ernährung sorgt dafür, dass die durch den Sport geleerten Energiespeicher wie beispielsweise die für Glykogen in der Muskulatur wieder aufgefüllt werden. Sie repariert in Mitleidenschaft gezogene Strukturen wie Muskeln und gleicht den Wasser- sowie Mikronährstoffhaushalt nach dem Schwitzen aus.

Schöne Haut, Haare und Nägel mit Protein

Erinnerst du dich noch an den Moment, als du in den Spiegel geschaut hast und tatsächlich die erste Falte in deinem Gesicht gesehen hast? Egal wie alt oder jung – spätestens ab solchen Momenten fangen wir an, uns Gedanken über die Straffheit unserer Haut zu machen, denn wir wissen und sehen: Sie ist vergänglich. Googlest du »Straffe Haut«, wirst du übersäht mit Tipps und Tricks, wie du deine Fältchen wegbekommst und deine Haut in neuem Glanz erscheint. Was aber vor allem auffällt: Die Produkte, die straffe Haut anpreisen, sind fast alle Kollagenprodukte.

Proteine sorgen für Straffheit und Struktur

Kollagen ist ein sogenanntes Strukturprotein. Und es macht seinem Namen alle Ehre: Wie das Gerüst eines Fachwerkhauses verleiht es Haut, Gewebe, Knochen, Gelenken, Muskeln und Sehnen Stabilität. Außerdem hilft es bei der Wundheilung, indem es die Bildung neuer Zellen und Gewebe fördert. Mit einem Anteil von 25–30 % ist Kollagen sogar das am häufigsten vorkommende Protein im menschlichen Körper. Das heißt aber nicht gleich, dass wir es in Form von Pulvern, Kapseln oder Cremes zu uns nehmen müssen.

So weit so gut, die Stabilität unseres Körpers wird also durch Kollagen gewährleistet. Aber wir sind keine steifen Hautsäcke, unsere Haut ist elastisch und dehnbar. Und genau hier kommt das Protein Elastin ins Spiel: Elastin sorgt, wie der Name bereits vermuten lässt, für Elastizität und Rückstellkraft von Geweben wie der Haut, Arterien und Organen. Rückstellkraft beschreibt die Fähigkeit der Haut, Arterien und Organe, sich wieder zusammenzuziehen, nachdem sie sich ausgedehnt haben. Kollagen bildet also eine Stütze, während Elastin den Organen ermöglicht, sich auszudehnen und zu bewegen, wodurch sie ihre Form beibehalten können. Das Proteinduo ist zum Beispiel während und nach einer Schwangerschaft besonders wichtig. Kollagen und Elastin sind aber ganz klar nicht nur für die Straffheit deiner Haut zuständig, sondern essenziell für die Gesundheit und Funktion deines gesamten Körpers.

Auch Keratin (nicht zu verwechseln mit Kreatin) ist ein wichtiges Strukturprotein, das du vermutlich auch schon aus der Werbung für Shampoos, Spülungen und Haarkuren kennst. Es ist das Protein, das für Struktur, Glanz und Geschmeidigkeit, Stabilität und Gesundheit deiner Haare sorgt.

Halten wir bis hierhin fest: Proteine spielen nicht nur beim Muskelaufbau, -schutz und der Funktion eine entscheidende Rolle, sondern sorgen auch für Struktur und Straffheit in deinem gesamten Körper, einschließlich Haut, Haaren und Nägeln. Die Menge und Qualität des Proteins, das du zu dir nimmst, kann einen Einfluss auf dein Aussehen haben und wie wohl du dich in deiner Haut fühlst.

Zweifelhafte Wirksamkeit von Kollagensupplementen

Wie kommen wir nun an Kollagen, um unsere Haut möglichst lange jung zu halten? Ganz einfach: Unser Körper bildet es selbst. Und zwar aus den Aminosäuren Glycin, Prolin und Lysin. Wir brauchen außerdem Vitamine, insbesondere Vitamin C und Mineralstoffe, vor allem Zink, Kupfer und Mangan. Auch Elastin wird vom Körper selbst gebildet, es besteht hauptsächlich aus den Aminosäuren Glycin, Alanin, Prolin, Valin, Leucin und Isoleucin.

Isst du also genug hochwertiges Protein, lieferst du deinem Körper mehr Aminosäuren und somit mehr Bausteine für die Strukturproteine Kollagen und Elastin. Übrigens produziert dein Körper auch Keratin selbst.

Bisher erst mal nur gute Neuigkeiten. Es ist allerdings so, dass mit zunehmendem Alter die Produktion von Kollagen, Elastin und Keratin abnimmt. Das merken wir nicht nur daran, dass die Straffheit unserer Haut abnimmt, sondern auch unsere Muskeln an Elastizität verlieren, Falten sichtbar werden, Sehnen weniger flexibel werden, die Knochen, Haare und Nägel spröder werden und die Gelenke Probleme machen. Unser Bindegewebe ist nicht mehr so fest und elastisch. Und das ist eben der physiologische Alterungsprozess, den wir nicht aufhalten können. Ausreichend Protein zu essen ist zwar enorm wichtig für die Straffheit und Struktur deines Körpers, da er auf Aminosäuren angewiesen ist. Das heißt aber nicht, dass du nur genug Eiweiß essen musst, um Falten zu vermeiden.

Aber es würde ja nicht so viele Kollagenprodukte auf dem Mark geben, wenn sie uns nicht vor schlaffer Haut bewahren könnten – oder? Die aktuelle Studienlage ist gemischt:[7]

Ob Kollagensupplemente sinnvoll sind, ist umstritten.

Wenn du kollagenreiche Lebensmittel wie Knochenbrühe und Fischhaut isst oder Kollagen als Supplement nimmst, dann wird dein Körper das Kollagen während der Verdauung in seine Einzelteile (Aminosäuren) zerlegen – also kommt am Ende gar nicht das Kollagen an, sondern die Teile, aus denen es besteht. Ob und in welchem Umfang der Körper diese dann nimmt und wiederum selbst Kollagen bildet, ist nicht geklärt. Wir denken, dass eine proteinreiche Ernährung und damit eine gute Versorgung mit Aminosäuren das ist, was in unserer Hand liegt. Der Rest ist in unseren Werkseinstellungen geregelt. Und im Zweifel: Probier's aus und dokumentiere, ob Kollagenprodukte dir helfen, dich wohler zu fühlen.

Im Alter fit bleiben mit Protein

Sobald aber der Rücken anfängt zu zwicken und die Knie nicht mehr so ganz geschmeidig sind, denken wir: »Mist, hätte ich doch mal früher mit Sport angefangen.« Und genau diesem Gedanken wollen wir mit dem Kapitel vorbeugen. Denn wenn wir an unser Rentenalter denken, stellen wir es uns noch sehr aktiv mit viel Bewegung vor – vielleicht wandern oder Fahrrad fahren, mit den Enkelkindern Ball spielen und so weiter.

Inaktive Menschen bauen ab 30 Muskeln ab

Ab dem 50. Lebensjahr erleben wir eine bedeutsame Veränderung in unserem Körper: Die Proteinsynthese wird spürbar schlechter. Proteinsynthese ist der Prozess, bei dem aus Aminosäuren Proteine gebaut werden. Werden wir aber älter, kann der Körper Proteine nicht mehr so effizient wie früher herstellen. Das macht es dann schwieriger, Muskeln aufzubauen und sie zu erhalten. Unsere Kraft lässt nach. Deshalb sind vor allem in jungen Jahren Muskelaufbau und -erhalt entscheidend für unsere Unabhängigkeit, Lebensqualität und Gesundheit im Alter.

Muskeln sind mehr als nur ein Zeichen von Stärke und Vitalität, sie sind unser Ticket zu einem selbstbestimmten Leben.

Mit jedem Jahr nach unserem 50. Geburtstag verlieren wir durchschnittlich ein bis zwei Prozent unserer Muskelmasse – ein Prozess, der als »Sarkopenie« bekannt ist. Dieser schleichende Verlust kann unser Risiko für Gebrechlichkeit, Stürze und Knochenbrüche erhöhen und unser Leben massiv beeinträchtigen. Es ist aber natürlich ein schleichender Prozess. Zwischen 30 und 50 Jahren liegt der durchschnittliche Verlust der Muskelmasse bei etwa einem halben bis einem Prozent pro Jahr.

Klingt erst mal schlimm, aber es gibt auch gute Neuigkeiten: Du kannst den Prozess zwar nicht aufhalten, aber du kannst den Muskelabbau im Alter deutlich verlangsamen. Und zwar so: Baue dir so früh wie möglich ein starkes Fundament an Muskelmasse auf. Denn je mehr Muskeln du in deine späteren Jahre mitnehmen kannst, desto besser bist du gegen die unvermeidlichen Verluste gerüstet.

Studien haben gezeigt, dass Proteine, besonders die essenziellen Aminosäuren, entscheidend sind, um die Muskeln bei älteren Menschen gesund zu halten. Während junge Leute oft auch mit weniger Protein gut zurechtkommen, brauchen ältere Menschen eine größere Menge an Eiweiß, um Muskeln aufzubauen – und deshalb mehr hochwertige Proteine, um den Körper mit allen wichtigen Aminosäuren zu versorgen. Eine ausreichende Eiweißzufuhr ist also ebenso eine Möglichkeit, den Muskelabbau zu verlangsamen.

Aber auch in diesem Fall ist es so, dass alleine mehr Proteine zu futtern nicht ausreicht. Regelmäßiges Krafttraining ist immer noch der wichtigste Hebel für den Muskelaufbau und Muskelschutz. Und es ist nie zu spät damit anzufangen! Denn mit Krafttraining sagst du deinem Körper: »Diese Muskeln da, die sind richtig nützlich für uns. Lass uns die mal behalten.«

Ganz egal, wie alt du bist – es ist nie zu früh oder spät, um mit dem Sport anzufangen. Aber es ist immer ein schlechter Zeitpunkt, damit aufzuhören.

Ältere Menschen brauchen also mehr Protein. Gesundheitsexpert*innen empfehlen, dass Menschen über 65 bis zu 35 % ihrer täglichen Kalorien aus Eiweiß beziehen sollten, um optimale Bedingungen für den Erhalt der Muskelmasse zu schaffen. Was genau heißt das jetzt? Wir raten dir ab deinem 50. Lebensjahr zu 1,5 Gramm Protein pro Kilogramm Körpergewicht in Kombination mit gezielter Alltagsbewegung und Sport. Was den Sport betrifft: Auch mit 50 kannst du dich an den Sportplan aus dem Kapitel »Drei Säulen für eine gesunde Körperzusammensetzung« (siehe Seite 47) halten.

Hormonelle Balance mit Protein

Noch heute fragen wir uns manchmal, was in der Pubertät eigentlich mit uns los war, wieso wir so frech zu unseren Eltern waren oder oft emotional reagiert haben. Die Antwort: Unsere hormonelle Balance war gestört. Wie wichtig es ist, dass unsere Hormone in Balance sind und ihre Aufgaben erfüllen, merken wir meistens erst, wenn das nicht mehr der Fall ist: Wenn unser Hormonsystem aus dem Gleichgewicht gerät.

Auch Menopause und Schwangerschaft zeigen, wie herausfordernd es sein kann, wenn das Hormonsystem sich umstellt. Das sind Lebensphasen, die zwar total normal, aber alles andere als entspannt sind. Auch bei Männern nehmen ab dem 40. Lebensjahr die Sexualhormone jährlich um ein bis zwei Prozent ab, was einen erheblichen Einfluss auf das Leben haben kann. Natürlich können unsere Hormone aber auch im ganz normalen Alltag durcheinandergeraten, wenn wir nicht gut auf uns achten. Dauerhaft zu wenig Schlaf, zu wenig Bewegung und viel Stress sind nur ein paar von vielen Faktoren, die sich auf unsere Hormone auswirken können. Selbst leichte Imbalancen können schwerwiegende gesundheitliche Probleme nach sich ziehen, von Stoffwechselstörungen wie Diabetes bis hin zu Schilddrüsenerkrankungen und Problemen mit Fruchtbarkeit und Potenz.

Damit in unserem Körper aber alle komplexen Vorgänge rund laufen, verlässt er sich auf zwei Hauptsysteme: das Nerven- und das Hormonsystem.

Das Nervensystem sendet schnelle Befehle in Form von elektrischen Signalen direkt an die Zellen. Diese Impulse sind für sofortige Reaktionen zuständig. Berührst du zum Beispiel eine zu heiße Herdplatte, ziehst du automatisch deine Hand zurück.

Im Gegensatz dazu arbeitet das Hormonsystem, indem es chemische Botenstoffe, die Hormone, verwendet, um dem Körper »Anweisungen« zu geben. Diese Hormone werden in den Blutkreislauf freigesetzt und reisen zu verschiedenen Teilen des Körpers, wo sie eine Vielzahl lebenswichtiger Funktionen steuern. Damit das einwandfrei funktioniert, braucht dein Körper allerdings ausreichend Material, um Hormone zu bauen. Und was könnte das wohl sein? Richtig, Proteine sind nicht nur essenzielle Bausteine von Muskelzellen, sondern auch von vielen Hormonen.

Proteinbasierte Hormone sind überlebenswichtig

Damit dein Hormonsystem also einwandfrei arbeiten kann, benötigst du ausreichend Protein, also Hormonbausteine. Die Hormonklasse der Peptidhormone basiert auf Proteinen. Sie übernehmen enorm wichtige Aufgaben im Körper wie die Regulation von Kreislauf, Atmung, Stoffwechsel, Körpertemperatur sowie der Salz- und Wasserhaushalt. Hormone beeinflussen auch unser Wachstum, unsere Fortpflanzungsfähigkeit und sogar unsere Stimmungen und Verhaltensweisen. Sie sind somit entscheidend dafür, wie du dich fühlst und wie du auf deine Umwelt reagierst.

Wachstumshormone sind nicht nur für den Muskelaufbau entscheidend, sondern sorgen auch dafür, dass du Fett verlierst. Sie regulieren deinen Blutzuckerspiegel, die Zellregeneration sowie das Wachstum von Knochen und Organen.

Insulin ist dein körpereigener Lieferdienst, der speziell dafür zuständig ist, den Zucker – genauer gesagt Glukose – aus dem Blutkreislauf direkt zu deinen Zellen zu liefern. Das Proteinhormon Insulin regelt somit deinen Blutzuckerspiegel und beeinflusst dein Hungergefühl.

Die beiden Hormone T3 und T4 sind quasi die Allrounder der Schilddrüsenhormone, denn sie sind für den Stoffwechsel in fast allen Organen und Geweben inklusive Gehirn, Herz, Leber und Muskeln verantwortlich. Sie sorgen dafür, dass wir als Kinder wachsen und der Körper sich richtig entwickelt, regulieren unsere Körpertemperatur und beeinflussen Herz-Kreislauf- und Muskelfunktion.

Das antidiuretische Hormon (ADH) reguliert unseren Wasser- und Elektrolythaushalt. Es hält das Wasser im Körper zurück, damit du nicht dehydrierst. Trinkst du ausreichend, sorgt das Proteinhormon dafür, dass du genug Wasser ausscheidest.

Das luteinisierende Hormon (LH) und das follikelstimulierende Hormon (FSH) sorgen dafür, dass wir uns fortpflanzen können. Sie sind entscheidend für deine Fruchtbarkeit und regulieren sowohl den Menstruationszyklus der Frau und fördern die Produktion von Östrogen im Eierstock als auch die Spermienproduktion beim Mann.

So unterstützt du dein Hormonsystem

Eiweiß sorgt also dafür, dass dein Hormonsystem überhaupt vorhanden ist und funktionieren kann. Aber diese wichtige Aufgabe kann es nicht allein stemmen. Auch Fette spielen eine wichtige Rolle: Die Hormone Testosteron, Cortisol und Östradiol werden aus Fettsäuren gebildet. Vitamine und Mineralstoffe sorgen zudem für das reibungslose Funktionieren der Hormondrüsen. Sie wirken als Co-Faktoren in der Hormonproduktion und sind somit auch am Hormonstoffwechsel beteiligt. Du siehst:

Dein Hormonsystem funktioniert nur, wenn du ausreichend mit allen wichtigen Nährstoffen versorgt bist.

Wie ausgewogen und abwechslungsreich deine Ernährung ist, entscheidet auch über die hormonelle Balance deines Körpers. Was wir damit meinen: Protein ist zwar die Basis für ein gesundes Hormonsystem, wird aber nicht alle deine Hormonprobleme lösen. Denk an die sieben Säulen ganzheitlicher Gesundheit (siehe Seite 24): Wir müssen Gesundheit und Ernährung immer ganzheitlich betrachten, um wirklich langfristig fit zu bleiben.

Eine ausgewogene Ernährung, die unser hormonelles Gleichgewicht unterstützt, besteht aus einer Kombination von gesunden Fetten, Mikronährstoffen aus vollwertigen Lebensmitteln, ausreichend Protein und darmfreundlichen Lebensmitteln.

Lass uns einen genaueren Blick darauf werfen:

Gesunde Fette sind das A und O für ein funktionierendes Hormonsystem. Machen wir das an einem Beispiel deutlich: Jan hat schon ziemlich viele Diäten ausprobiert, darunter auch eine Low-Fat-Diät. Seine Fettaufnahme hat er hierbei stark reduziert – nie mehr als 30 Gramm Fett am Tag über mehrere Monate (die empfohlene Menge liegt ca. bei dem dreifachen davon). Für diese Diät hat er ziemlich schnell die Quittung bekommen: Seine Hormonwerte und besonders die der Sexualhormone waren im Keller. Es war also klar: Eine fettreduzierte Diät bringt die hormonelle Balance aus dem Gleichgewicht. Und das bestätigt auch die Wissenschaft.

Du solltest besonders ein Auge auf ausreichend ungesättigte Fettsäuren haben, die beispielsweise in Avocados, Walnüssen und Leinsamen enthalten sind. Die essenziellen mehrfach ungesättigten Fettsäuren DHA und EPA (langkettige Omega-3-Fettsäuren) findest du vor allem in fettem Fisch wie Lachs und Makrele, aber auch in Algenöl. Wichtig ist aber auch eine moderate Menge an gesättigten Fettsäuren, die sind nicht nur erlaubt, sondern auch empfohlen, obwohl sie so häufig einen schlechten Ruf haben. Du findest sie zum Beispiel in Butter oder mittelkettige Fettsäuren (MCT-Fettsäuren) in Kokosfett.

Vitamine und Mineralstoffe (Mikronährstoffe) sind essenzielle Substanzen, die dein Körper benötigt, um richtig zu funktionieren. Wir brauchen sie für viele Stoffwechselprozesse sowie unser Immunsystem, die Produktion von Enzymen und Hormonen und die Funktion von Knochen, Muskeln und Zähnen.

Zink zum Beispiel ist entscheidend für die Produktion von Testosteron, einem wichtigen Sexualhormon. Jod und Selen sind besonders wichtig für die Gesundheit deiner Schilddrüse, die dafür sorgt, dass Hormone überhaupt produziert werden. Es gilt das Konzept: Iss bunt, iss gesund – also iss vielfältig, abwechslungsreich und farbenfroh, um eine ausreichende Zufuhr an Vitaminen und Mineralstoffen zu gewährleisten.

Proteine sind Bausteine für Hormone. Deshalb ist auch eine proteinreiche Ernährung eine Grundlage für ein gesundes Hormonsystem.

Trotzdem gibt es immer wieder Medienberichte, dass eine proteinreiche Ernährung den Cortisolspiegel erhöht und den Testosteronspiegel bei Männern senkt. Ein genauer Blick auf die wissenschaftliche Quelle zeichnet ein differenzierteres Bild: Der Autor der Studie, die für den angeblichen negativen Effekt Testosterons und Cortisols herangezogen wurde, macht deutlich, dass selbst bei einer hohen Proteinaufnahme bis zu 3,4 Gramm pro Kilogramm Körpergewicht – das entspricht bei einem 85 Kilogramm schweren Mann bis zu 290 Gramm Protein täglich – keine negativen Auswirkungen auf den Testosteronspiegel festgestellt wurden.[8] Unsere Empfehlungen in diesem Buch liegen ohnehin bei bis zu 2 Gramm pro Kilogramm Körpergewicht, weshalb du keine Bedenken haben musst.

Darmfreundliche Lebensmittel unterstützen unsere Bakterien im Darm, die nach neueren Studien sogar Hormone produzieren können.[9] Diese Hormone sind nicht nur an der Regulierung unseres Stoffwechsels und des Immunsystems beteiligt, sondern auch an der Steuerung unseres Verhaltens. Interessanterweise beeinflussen diese Mikroorganismen nicht nur uns, sondern werden auch selbst durch die von unserem Körper produzierten Hormone beeinflusst. Es handelt sich also um eine beidseitige Kommunikation, die unsere Gesundheit auf vielfältige Weise prägt.

Fermentierte Lebensmittel wie Kimchi, Sauerkraut und Kefir unterstützen deine Darmflora. Darüber hinaus sind Ballaststoffe ein wesentlicher Bestandteil einer darmfreundlichen Ernährung. Sie dienen als Nahrung für die guten Bakterien in unserem Darm und helfen dabei, das Gleichgewicht des Mikrobioms zu erhalten.

Wenn wir über hormonelle Balance sprechen, geht es nicht nur um die Ernährung – unser Lebensstil entscheidet genauso darüber, wie intakt das eigene Hormonsystem ist. Ganzheitlich betrachtet, beeinflussen viele Aspekte unseres täglichen Lebens unser Hormonsystem. Eine fett-, nährstoff- und proteinreiche Ernährung legt zwar eine solide Basis, aber ohne einen gesunden Lebensstil kann dein Hormonsystem nicht einwandfrei funktionieren. Schläfst du dauerhaft zu wenig, kann das dein Hormongleichgewicht erheblich stören und zu Gewichtszunahme, Stress und einer beeinträchtigten Stoffwechselfunktion führen. Genauso wichtig sind regelmäßige Bewegung und Sport, die nicht nur helfen, Übergewicht und Adipositas vorzubeugen, sondern auch direkt auf Hormone wie Insulin und Wachstumshormone einwirken. Übermäßiger Alkohol- und Tabakkonsum beeinflussen insbesondere die Produktion und Regulation von Sexualhormonen und Stresshormonen. Starke soziale Bindungen und ein unterstützendes Netzwerk können hingegen Stress reduzieren und somit die Ausschüttung von Stresshormonen wie Cortisol verringern. Und das sind nur ein paar der Lifestyle-Faktoren, die sich auf deine Hormone auswirken können. Indem du also nicht nur auf eine hormonfreundliche Ernährung achtest, sondern auch deinen Lebensstil ganzheitlich gesund gestaltest, kannst du dein Hormonsystem effektiv unterstützen.

SO OPTIMIERST DU DEINE PROTEIN-AUFNAHME

In Teil 3 wird's jetzt richtig praktisch. Hier schauen wir uns an, wie du das theoretische Wissen und die Aha-Momente der letzten Seiten effektiv in deinen Alltag und deinen Speiseplan überträgst.

Ganz wichtig dabei: Wir wollen dir kein »Proteinprogramm« aufschwatzen oder dich dazu bringen, Gewicht oder Kalorien aufs Gramm genau zu tracken – das ist dir bis hierhin hoffentlich ohnehin klar. Wir wollen dir nicht irgendwelche Pillen verkaufen, sondern dich dabei unterstützen, dass du dich wohl und fit fühlst – heute und bis ins hohe Alter. Wir wissen: Du brauchst kein neues Selbstoptimierungsprojekt. Du bist kein Selbstoptimierungsprojekt.

Versteh' uns bitte nicht falsch: Es ist super und wichtig, dass Gesundheit immer mehr an Bedeutung gewinnt. Aber nicht alle von uns kennen die Grenzen der Optimierung, vor allem Gamification und andere technologiebasierte Anreize verleihen Optimierung nach einer kurzen Gewöhnungsphase ein ähnliches Obsessionspotenzial wie Social Media – weil viele moderne Tools eben genau dieselben Mechaniken nutzen wie soziale Netzwerke.

Mit den folgenden Praxistipps wollen wir dir helfen, deine Ernährung so zu optimieren, dass du lange gesund und fit bleibst und dich wohl in deinem Körper fühlst. Das Gute daran: Du musst nicht dein ganzes Essverhalten umkrempeln, kleine Anpassungen werden schon große Effekte haben. Und natürlich musst du nicht den Proteinanteil jeder Mahlzeit aufs Gramm genau optimieren. Du sollst ein Gefühl für deinen Körper entwickeln und deinen Weg zum intuitiven Essen finden, indem du auf deine Proteinzufuhr achtest. Aber natürlich hat jede und jeder von uns einen anderen Alltag und natürlich läuft nicht immer alles 100 % perfekt – das ist ganz normal. Lass dir Zeit und gönn dir zwischendurch mal was und sei nicht zu streng zu dir. Das Leben ist zu wertvoll, um es nicht zu genießen.

Wie erkenne ich hochwertiges Protein?

Du stehst am Herd und bereitest dein Abendessen zu – es soll auf jeden Fall proteinreich sein. Jetzt kannst du ungefähr einschätzen, wie viel Protein ein Lebensmittel enthält: Fleisch: viel Protein, Hülsenfrüchte: viel Protein, Gemüse: wenig Protein. Das ist schon mal eine solide Basis. Nur ist es so, dass sich Lebensmittel nicht nur im Proteingehalt, sondern auch in der Qualität des Proteins unterscheiden. Denn ähnlich wie bei Brutto- und Nettokalorien ist nicht die Bruttomenge an Protein entscheidend, sondern die Nettoqualität. Also das, was am Ende in deinem Körper ankommt. Dieses Kapitel hilft dir anschließend, Proteinquellen miteinander vergleichen zu können und zu verstehen, worauf es bei Kombinationen verschiedener Proteinquellen ankommt.

Ganz simpel heruntergebrochen bestimmen zwei Faktoren die Proteinqualität: Bioverfügbarkeit und Proteinzusammensetzung.

Bioverfügbarkeit ist ein Begriff für das, was netto vom Brutto übrig bleibt. Genau wie bei den Kalorien (und dem Gehalt natürlich). Es geht ganz einfach darum, wie viel von einer Substanz, die du isst, für deinen Körper verfügbar ist.

Der zweite bestimmende Faktor ist die Proteinzusammensetzung. Und zwar genauer gesagt das Aminosäureprofil. Wann immer du also irgendwas von einem Aminosäureprofil liest oder hörst, ist damit die Zusammensetzung eines Proteins gemeint. Erinnerst du dich an das Perlenketten-Beispiel aus Teil 1? Die Anzahl und Kombination der einzelnen Perlen einer Perlenkette sind entscheidend für die Proteinqualität.

Eine besonders gute Zusammensetzung der Perlen wird oft als »vollständig« bezeichnet. Ein Protein gilt als vollständig, wenn es genügend essenzielle Aminosäuren enthält, also die Perlensorte, die der Körper unbedingt benötigt, aber nicht selbst herstellen kann und somit über die Nahrung aufnehmen muss. Stell dir vor, es gibt für jede Aminosäure einen Schwellenwert, der mindestens erreicht sein muss, damit ein Protein als vollständig gilt. Das Aminosäureprofil ist also quasi ein Zeugnis, das dem Protein ausgestellt wird. Die einzelnen Noten beziehen sich auf die Aminosäuren, wobei die essenziellen Aminosäuren die Hauptfächer sind und besonders streng bewertet werden.

Proteinqualität und Bioverfügbarkeit

Ein Protein allein anhand von Bioverfügbarkeit und Aminosäureprofil zu bewerten ist zwar ein sehr konventioneller, aber nicht ganz optimaler Ansatz. Es gibt da nämlich ein offensichtliches Problem: Der Ansatz zur Proteinbewertung berücksichtigt nur einen einzelnen Nährstoff eines Lebensmittels, nämlich das Protein. Ergibt auf den ersten Blick Sinn, schließlich geht es ja explizit um die Proteinqualität. Aber wir denken trotzdem, dass da noch eine entscheidende Komponente fehlt. Denn es gibt noch einen dritten Faktor zur Bewertung der Proteinqualität: den ganzheitlichen Gesundheitsfaktor des Lebensmittels.

Es ist dabei ganz und gar nicht egal, welche Lebensmittel du als Proteinquelle auswählst. Denn natürlich macht es einen Unterschied, ob du zum Beispiel ein Ei zum Frühstück isst oder hoch verarbeiteten Bacon. Denn unser Ansatz zielt nicht auf ein stupides Maximieren der täglichen Proteinaufnahme ab, sondern auf ganzheitliche Gesundheit. **Deshalb gilt: proteinreich essen und möglichst unverarbeitete Lebensmittel abwechslungsreich konsumieren.**

Die biologische Wertigkeit ist kein guter Maßstab

Die biologische Wertigkeit (BW) beschreibt, wie effizient dein Körper Nahrungsprotein in körpereigenes Protein umsetzt. Vereinfacht gesagt, heißt das: Je ähnlicher das Nahrungsprotein deinem Körperprotein ist, desto besser ist die biologische Wertigkeit des Lebensmittels. Klingt erst mal logisch, aber leider ist das Konzept der biologischen Wertigkeit längst veraltet. Es gibt drei Probleme mit der biologischen Wertigkeit:

1. Sie berücksichtigt nicht die Verdaulichkeit eines Proteins. Je nach Verdaulichkeit kann ein Teil der Aminosäuren auch durch unsere Darmbakterien fermentiert werden.
2. Sie bewertet Proteine auf Grundlage der Stickstoffmessung. Wie wir in Teil 1 gesehen haben, hat diese Methode ihre Ungenauigkeiten (siehe Seite 15; Empfehlungen basieren auf veralteten Methoden).
3. Nahrungsprotein wird nicht automatisch in Körperprotein umgewandelt, sondern kann auch zur Energiegewinnung für die Glukosebildung genutzt werden. Das passiert insbesondere dann, wenn wir uns in einem Hungerzustand befinden, die Glykogenspeicher leer sind und schnell verdauliche Proteinquellen (bspw. Whey Proteinpulver) konsumiert werden.

Okay, kurze Pause. Zoomen wir jetzt einmal raus und verschaffen uns einen Überblick: Warum war es jetzt überhaupt noch mal wichtig, die Proteinqualität zu bewerten? Weil davon abhängt, wie dein Körper es verwenden kann. Wie wir gesehen haben, ist die biologische Wertigkeit aus nachvollziehbaren Gründen nicht mehr das Vorzeige-Bewertungssystem für die Proteinqualität. Aber glücklicherweise gibt es neuere Methoden, die ganzheitlicher und genauer sind.

Verdaulichkeit von Eiweiß und bessere Methoden

Während Wissenschaftler*innen lange davon ausgingen, dass sämtliches Eiweiß, das du über die Nahrung aufnimmst, für den Aufbau von Muskeln, das Immunsystem und andere wichtige Körperfunktionen verwendet wird, wissen wir heute, dass es anders ist. Proteine können noch weitaus mehr und von deinem Körper anderweitig eingesetzt werden. Und dafür sorgt deine Verdauung als entscheidender Faktor:

Nehmen wir als Beispiel eine leicht verdauliche Proteinquelle wie Whey Protein. Wenn deine Kohlenhydratreserven (Glykogenspeicher) gering sind, etwa während einer Diät oder nach einem intensiven Training, und du einen Shake mit Whey Protein trinkst, kann ein Teil des Proteins in Glukose, also Zucker, umgewandelt werden. Dieser Prozess war in der Menschheitsgeschichte vor allem dann wichtig, wenn wir kaum Kohlenhydratquellen zur Verfügung hatten und trotzdem Organe wie das Gehirn versorgen mussten, die auf Zucker angewiesen sind. Aus Proteinen kann der Körper also auch Energie (in Form von Glukose) gewinnen. Diesen Prozess nennt man »Gluconeogenese«.

Wenn Protein aber langsam oder ineffizient verdaut wird, passiert etwas anderes: Die Bakterien in unserem Darm können Proteine fermentieren. Das kannst du dir so vorstellen: Das Protein liegt ziemlich lang im Darm herum, weil wir es nicht direkt verdauen können und die Aminosäuren im Dünndarm nicht aufgenommen werden. Dann rutscht der Nahrungsbrei inklusive Proteinen weiter in den Dickdarm, wo die meisten Darmbakterien sitzen. Diese Darmbakterien wiederum machen sich an die Arbeit und fermentieren das Protein. Das heißt: Wir nehmen zwar dann das Protein nicht im Dünndarm auf, aber unsere Darmbakterien fermentieren es. Es steht unserem Körper dann jedoch nicht als Baustoff zur Verfügung.

Die beiden Prozesse, Gluconeogenese und die Fermentation durch Darmbakterien, beeinflussen also auch, wie effektiv unser Körper Proteine für sich nutzen kann. Das zeigt: Die Verdaubarkeit von Proteinen ist ebenfalls ein Schlüsselaspekt bei der Bewertung der Proteinqualität.

Die FAO (Food and Agriculture Organization) der Vereinten Nationen sowie die US-amerikanische FDA (Food and Drug Administration) haben bereits 1993 einen Aminosäureindex, der die Verdauung von Proteinen berücksichtigt, als die beste Methode zur Bestimmung der Proteinqualität angenommen und sich von der biologischen Wertigkeit verabschiedet.

Der Aminosäureindex **PDCAAS** (**P**rotein **D**igestibility **C**orrected **A**mino **A**cid **S**core) besteht aus zwei Komponenten:

- Abgleich des Aminosäureprofils einer Proteinquelle mit dem Aminosäurebedarf des Menschen. Also: Welche Aminosäuren sind enthalten, die wir für ein gesundes Leben brauchen?

- Berücksichtigen der fäkalen Proteinverdaulichkeit, die zwischen 0 (schlechte Proteinqualität oder unverdaulich) und 1 (beste Proteinqualität) liegt. Liegt der Wert über 1, wird er meist auf 1 abgerundet. In manchen Studien liest man jedoch trotzdem Werte über 1 – meist im Zusammenhang mit Proteinpulvern.

Hier ein paar Beispiele:

Lebensmittel	PDCAAS (Proteinqualität)
Eiklar	1,00
Molke	1,00
Rindfleisch	0,92
Sojabohnen	0,91
Kichererbsen	0,78
Erdnüsse	0,52

Wie immer in der Wissenschaft, gibt es auch am PDCAAS-Index Kritik. Tatsächlich weist der PDCAAS eine grundlegende Schwäche auf. Der Index berücksichtigt den Kritiken zufolge die tatsächliche Verdaulichkeit eines Proteins nicht genau genug. Der Grund: Die fäkale Verdaulichkeit, also der Rückschluss der Verdaulichkeit auf Basis einer Stuhlprobe, lässt keine direkten Rückschlüsse auf die Proteinverdauung im Dünndarm zu.

Und da wären wir beim nächsten Proteinscore: **DIAAS** (**D**igestible **I**ndispensable **A**mino **A**cid **S**core). Dieser Proteinscore wurde 2013 von der FAO als Goldstandard für die Messung der Proteinqualität vorgestellt.[1] Während bei dem PDCAAS-Index die Proteinqualität bestimmt wird, indem die Fäkalien analysiert werden, geschieht dies bei dem DIAAS-Index über die Analyse des Dünndarminhalts. Er untersucht, wie viel Eiweiß aufgenommen wurde, nachdem der Dünndarm passiert wurde.

Okay, das war jetzt ein bisschen sehr nerdy. Aber um es kurz zu machen: Der Aminosäureindex PDCAAS neigt dazu, die Proteinqualität mancher Proteinquellen überzubewerten. Er berücksichtigt nicht, wie viel des verwerteten Proteins erst im Dickdarm durch unsere Darmbakterien verstoffwechselt, aber gar nicht aufgenommen und im Körper als Baustoffe verwertet wurden.

Wichtig für dich ist zu verstehen, dass die biologische Wertigkeit ein veraltetes Konzept ist. Der PDCAAS-Index ist da schon besser als Note für Proteinquellen geeignet, weil er die Verdaulichkeit eines Proteins berücksichtigt. Der aktuell genaueste Index ist aber DIAAS, der auch von der Welternährungsorganisation FAO empfohlen wird.

Wenn du dir PDCAAS- und DIAAS-Werte ansiehst, merke: Je höher, desto besser die Proteinqualität. Auf Seite 75 findest du außerdem eine Auflistung der 25 besten Proteinquellen.

Proteinqualität ganzheitlich betrachtet

Es ist zwar wichtig, dass es wissenschaftliche Standards für die Messung der Proteinqualität gibt, aber Studien bleiben immer noch nur eine Simulation des echten Lebens. Eine gesunde Ernährung besteht zum Glück nicht nur aus einer Proteinquelle, und die Verdaulichkeit von Proteinen in der echten Welt variiert je nach Mahlzeitenzusammensetzung und je nachdem, ob du nüchtern bist oder schon eine Mahlzeit im Magen hast.

Und trotzdem ist es wichtig zu wissen, wie die Proteinqualität gemessen wird und welche Tücken dabei eine Rolle spielen. Denn nur so kannst du das nächste Mal einschätzen, wie akkurat und glaubwürdig eine Aussage in der Werbung, einem Magazin oder Social-Media-Post ist.

Tierisches vs. pflanzliches Protein: Was ist besser?

Wer vegetarisch oder vegan lebt, kann den folgenden Satz vermutlich nicht mehr hören: »Du bekommst doch gar nicht genug Protein, wenn du kein Fleisch isst!« Und ja, es stimmt: Tierisches Protein hat eine bessere

Zusammensetzung als pflanzliches Protein.[2] Aber bedeutet das jetzt, dass Menschen, die wenig oder gar keine Tierprodukte essen, sich nicht ausreichend mit hochwertigem Protein versorgen können? Schauen wir es uns an.

Wichtige Anmerkungen

Bevor wir eine der meist diskutiertesten Fragen aufdröseln und nach und nach beantworten, sind uns zwei Anmerkungen in Verbindung mit tierischem und pflanzlichem Eiweiß wichtig:

1. Wir beschäftigen uns hier mit der ernährungsphysiologischen Dimension dieser Frage. Es gibt viele gute Gründe, auf tierische Produkte zu verzichten oder sich für hochwertige tierische Lebensmittel zu entscheiden. Wir möchten an dieser Stelle kein moralisches Urteil fällen, sondern uns auf folgende Frage fokussieren: »Wie gut ist welches Protein für unseren Körper und wie effektiv kann er es verwerten?«
2. Wenn es um die Frage »tierisch oder pflanzlich?« geht, wird oft auch über Umwelt, Moral und Ethik diskutiert – drei sehr wichtige Dimensionen von Ernährung. Weil das an sich schon ein ganzes Buch füllen würde, werden wir diese drei Dimensionen hier größtenteils ausklammern.

Zusammensetzung der Aminosäuren

Ein Protein wird als vollständig bezeichnet, wenn es im Verhältnis zu seinem Gesamtgehalt an Aminosäuren genügend von jeder essenziellen Aminosäure enthält, die wir nicht selbst aus anderen Aminosäuren herstellen können. Diese essenziellen Aminosäuren müssen wir also über die Ernährung aufnehmen.

Um einen weitverbreiteten Mythos gleich zu Beginn zu entkräften: Nahezu alle Proteinquellen, die für uns als Nahrungsquelle infrage kommen, enthalten alle essenziellen Aminosäuren. Entscheidend ist aber nicht, ob alle essenziellen Aminosäuren enthalten sind, sondern wie viele.

Der Hauptvorteil der meisten tierischen Proteinquellen ist, dass sie »vollständig« sind. Vollständig heißt, dass eine Proteinquelle alle neun essenziellen Aminosäuren in ausreichender Menge enthält. Bezogen auf den Gehalt essenzieller Aminosäuren schneiden viele pflanzliche Proteinquellen schlechter ab als tierische. Und zwar betrifft das vor allem zwei Aminosäuren: Lysin und Methionin. Reis und andere Getreide sind relativ arm an Lysin, Erbsen und andere Hülsenfrüchte sind relativ arm an Methionin. Lysin und Methionin sind sogenannte limitierende Aminosäuren. Das sind diejenigen essenziellen Aminosäuren, die am wenigsten im jeweiligen Lebensmittel enthalten sind und daher dessen Qualität limitieren.

Klingt jetzt erst mal nach einem 1:0 für das tierische Protein.

Aber zum Glück funktioniert der Proteinstoffwechsel ein bisschen wie Lego. Stell dir vor, du kaufst dir ein Lego-Set, packst es aus, und darin sind zwei Tüten enthalten. Auf der einen Tüte ist Reis abgebildet und auf der anderen Tüte Erbsen. Du möchtest aus den Steinen der zwei Tüten des Lego-Sets einen Kochtopf bauen.

Ziemlich schnell merkst du aber, dass in der Tüte mit dem Reis ein Baustein fehlt. Frustriert öffnest du die Erbsentüte – auch da fehlt ein Baustein. Wie sollst du jetzt noch den Topf zusammenbauen? Bevor du bei der Lego-Hotline anrufst und dein Geld zurückverlangst, schaust du noch ein letztes Mal, ob du nicht etwas übersehen hast. Und tatsächlich: In der Reistüte findest du das fehlende Teil aus der Erbsentüte und in der Erbsentüte das fehlende Teil aus der Reistüte. Kippst du die Bausteine beider

Tüten zusammen, hast du am Ende zum Glück doch noch alle Bausteine, die du brauchst, um den Topf zu bauen.

Und genauso funktioniert auch dein Körper:

Solange du insgesamt genügend essenzielle Bausteine (Aminosäuren) zur Verfügung hast, kannst du alles damit bauen, was gebaut werden muss (bspw. Muskulatur).

Also kein Grund zur Panik: Vegetarisch und vegan lebende Menschen müssen also einfach ein Auge auf die Kombination ihrer Proteinquellen haben. Wie das genau funktioniert, schauen wir uns auf Seite 76 im Kapitel »Was sind die besten Proteinkombinationen?« an.

So können sich also »unvollständige« Proteine gegenseitig ergänzen. Das gilt sowohl für Proteine aus Lebensmitteln als auch für solche aus Nahrungsergänzungsmitteln. Das ist übrigens der Grund, weshalb vegane Proteinpulver oft sogenannte »Mehrkomponenten-Proteinpulver« sind – das ist einfach nur ein kompliziertes Wort für: Das Proteinpulver besteht aus mehr als einer Proteinquelle. Sehr beliebt ist hier die schon genannte Kombination Erbsen- mit Reisprotein. Hier ergänzen sich Reis (relativ arm an Lysin) und Erbsen (relativ arm an Methionin) so, dass der Reis das fehlende Methionin liefert und Erbsen das fehlende Lysin. Somit ist bei dieser Mischung die Proteinqualität höher, als wenn du nur ein Reisproteinpulver oder nur ein Erbsenproteinpulver nehmen würdest. Das Aminosäureprofil einer 70:30-Erbsen-Reis-Proteinmischung ist dem von Molkenproteinpulver also ähnlich.

Die Zusammensetzung der Aminosäuren ist aber nur einer der Gründe, weshalb tierisches Protein oft besser abschneidet als pflanzliches. Ein anderer Grund sind sogenannte Antinährstoffe.

Bioverfügbarkeit und Antinährstoffe

Gemüse, Früchte, Nüsse und Samen strotzen nur so vor Vitaminen, Mineralstoffen, Ballaststoffen und sekundären Pflanzenstoffen. Und damit gehören sie zweifelsfrei auf jeden ausgewogenen Speiseplan.

Bei der Bewertung von Proteinquellen müssen wir an dieser Stelle auch auf sogenannte Antinährstoffe eingehen, die vor allem in pflanzlichen Lebensmitteln vorkommen. Das sind ganz normale Bestandteile von pflanzlichen Lebensmitteln, die allerdings die Bioverfügbarkeit von wichtigen Nährstoffen hemmen. Zu den Antinährstoffen zählen unter anderem Phytinsäure, Tannine, Oxalsäure und Trypsininhibitoren.

So zeigen Studien, die die typischen Mahlzeiten von Industriestaaten und Entwicklungsländern untersuchten, dass die Bioverfügbarkeit des Proteins in den Mahlzeiten der Industriestaaten deutlich höher ist als in denen der Entwicklungsländer.[3] Der Grund dafür: In Entwicklungsländern sind die meistverzehrten Proteinquellen pflanzlichen Ursprungs. Diese enthalten viele unlösliche Ballaststoffe und relativ viele Antinährstoffe. Da der Gehalt an Antinährstoffen auch innerhalb derselben Pflanzengattung unterschiedlich ist und von Anbau und Verarbeitung abhängt, gibt es nicht nur Unterschiede zwischen der tierischen und pflanzlichen Proteinqualität, sondern auch innerhalb der pflanzlichen Proteinquellen.

Antinährstoff	Vorkommen und Wirkung
Phytinsäure	Natürlicherweise in Hülsenfrüchten, Gemüse, Nüssen, Samen und Getreidekörnern. Kann sich an Proteine binden, deren Bioverfügbarkeit verringern und die Aufnahme von wichtigen Mineralien wie Kalzium, Eisen, Kupfer und Zink beeinträchtigen.
Tannine	Pflanzliche Gerbstoffe, bspw. im Wein und in Tee, aber auch in Hülsenfrüchten, Getreide und vielen Obstsorten. Können vor allem die Eisenaufnahme hemmen.
Oxalsäure	Bspw. in Mangold, Spinat, Rhabarber und Mandeln. Kann die Aufnahme von Protein, Kalzium, Magnesium und Eisen hemmen.
Trypsininhibitoren	Vor allem in rohen Sojabohnen und glutenhaltigem Getreide. Können die Funktion von proteinverdauenden Enzymen hemmen.

Heißt das jetzt, dass pflanzliche Proteinquellen für die Tonne sind? Absolut nicht. Einerseits sind Antinährstoffe trotz ihres Namens nicht ausnahmslos schlecht. In geringen Mengen können Phytinsäure, Trypsininhibitoren und andere Antinährstoffe den Blutzuckerspiegel sowie Cholesterin- und Triglyceridwerte senken. Außerdem gibt es einige Verarbeitungs- und Zubereitungsmethoden, die den Gehalt von Antinährstoffen in Lebensmitteln senken. Dazu zählen Fermentation und Keimung, Einweichen, Schälen und Kochen.

Die Antinährstoffe senken zum Glück nicht die Bioverfügbarkeit von Proteinen und anderen wichtigen Nährstoffen auf null. Aber trotzdem sind sie ein wichtiger, wissenschaftlich unstrittiger Faktor, der bei der Frage, ob pflanzliche Proteinquellen gleichwertig mit tierischen Proteinquellen sind, berücksichtigt werden muss.

Und das ist leider noch nicht alles: Auch Ballaststoffe hemmen die Bioverfügbarkeit von Nährstoffen, unter anderem von Protein. Das darfst du jetzt aber nicht falsch verstehen. Denn oft wird aus solchen Fakten dann ein möglichst reißerisches Statement gebastelt à la: »Ballaststoffe sind doch nicht so gesund, weil sie die Aufnahme von anderen Nährstoffen hemmen.« Fall bloß nicht auf solche Aussagen rein, denn Ballaststoffe sind enorm wichtig für einen gesunden Darm. Und ein gesunder Darm wiederum ist die Basis für ganzheitliche Gesundheit.

Und was machen wir jetzt mit diesen Fakten? Ja, tierische Proteinquellen sind im Durchschnitt hochwertiger als pflanzliche Proteinquellen. Nein, du musst nicht unbedingt tierisches Protein essen, sondern kannst auch pflanzliche Proteinquellen gezielt miteinander kombinieren, um eine sehr gute Proteinqualität zu erreichen. Zum Glück bestehen ausgewogene Mahlzeiten ja nicht nur aus einer einzigen Komponente.

Und ganz ehrlich: Es geht nicht immer um die bestmögliche Bioverfügbarkeit um jeden Preis! **Es ist immer wichtig, die Qualität eines Lebensmittels in den Kontext der gesamten Ernährungsweise zu setzen.** Und da gehören auch Ballaststoffe dazu – auch, wenn sie die Aufnahme von Proteinen geringfügig beeinträchtigen.

Zudem gibt es verschiedene Methoden wie Einweichen, Schälen, Kochen, Fermentation und Keimung, die die Proteinqualität und somit auch die Bioverfügbarkeit nachweislich verbessern und den Gehalt an Antinährstoffen senken, wodurch die Verdaulichkeit des Proteins erhöht wird.

Was sind die besten Proteinquellen?

Du kennst nun die gesamte Theorie hinter der Proteinqualität. Um dir die Praxis noch leichter zu machen, findest du in der folgenden Tabelle 25 Lebensmittel, sortiert nach ihrer Proteinqualität. Unser Proteinscore basiert auf dem von der FAO empfohlenen DIAAS-Index und dem Verhältnis von bioverfügbarem Protein zu Kalorien. Dabei ist 5 der beste Proteinscore und 1 der schwächste.

Lebensmittel	**kcal/100 g**	**Protein (g)/100 g**	**Proteinscore**
Hühnerbrust	165	31	5
Thunfisch	144	30	5
Rindersteak	271	25	5
Lachs	208	20	5
Ei (ganz)	155	13	5
Tempeh	192	19	4
Mozzarella	280	18	4
Magerquark	67	12	4
Hüttenkäse	98	11	4
Edamame	121	11	4
Griechischer Joghurt	95	10	4
Tofu	76	8	4
Kürbiskerne	559	30	3
Erdnüsse	567	26	3
Linsen	353	25	3
Kidneybohnen	333	24	3
Mandeln	579	21	3
Kichererbsen	364	19	3
Sesam	573	18	3
Chiasamen	486	17	3
Haferflocken	389	17	3
Quinoa	368	14	3
Mais	365	9	2
Reis (weiß)	365	9	2
Spinat	23	2,9	1

Was sind die besten Proteinkombinationen?

Du erinnerst dich an das Lego-Beispiel aus dem vorletzten Kapitel (siehe Seite 70)? Du kaufst ein Lego-Set, das zwei Beutel enthält, bei denen jeweils ein Stein fehlt, die sich aber gegenseitig ergänzen und du somit das Lego-Set bauen kannst.

Das ist schon mal super und als Konzept auf Protein in deiner Ernährung übertragbar: Du kannst die Schwächen einer Proteinquelle durch die Stärken einer anderen Proteinquelle ausgleichen. Aber das ist noch nicht alles.

Das Konzept der Nährstoffsynergie

Schon Aristoteles wusste, dass das Ganze oft mehr ist als die Summe seiner Teile. In der Ernährungswissenschaft spricht man oft von Nährstoffsynergie. Das ist dann der Fall, wenn sich zwei Nährstoffe oder Lebensmittel gegenseitig so ergänzen, dass sie in Kombination einen höheren Nutzen haben als einzeln beziehungsweise die reine Addition des Einzelnutzen.

Und genau dieses Prinzip machen wir uns jetzt zunutze, um die Proteinqualität von pflanzlichen Lebensmitteln zu verbessern. Schauen wir uns dazu vier mögliche Proteinkombinationen an.[4]

A. Einzelnes Lebensmittel: Bei einem einzelnen Lebensmittel gibt es logischerweise keine Ergänzung der enthaltenen Aminosäuren, das heißt wenn du zwei Portionen desselben Lebensmittels isst, bekommst du eine Verdoppelung derselben Aminosäuren.
B. Optimale Kombination: Zwei Lebensmittel, die sich optimal ergänzen, führen zu einem synergistischen Effekt, d. h. für sich genommen haben die Proteinquellen eine Proteinqualität von 1, kombiniert ergibt sich jedoch nicht 2, sondern eine Qualität von 4. Optimal ist die Kombination deshalb, weil es keine überschüssigen Aminosäuren gibt und somit alle essenziellen Proteinbestandteile mit 100 %iger Effizienz genutzt werden können.

C. Suboptimale Kombination 1: Zwei Lebensmittel ergänzen sich zwar komplementär und liefern beim gemeinsamen Verzehr eine bessere Proteinqualität als die jedes Lebensmittels für sich. Bei dieser Paarung bleiben aber Aminosäuren übrig, was einer weniger effizienten Proteinkombination entspricht als im optimalen Beispiel B.

D. Suboptimale Kombination 2: An dieser suboptimalen Kombination mit einem resultierenden Überschuss an Aminosäuren ändert sich auch nichts, wenn Lebensmittel A und Lebensmittel B im Verhältnis 1:2 gegessen werden.

A. Einzelnes Lebensmittel

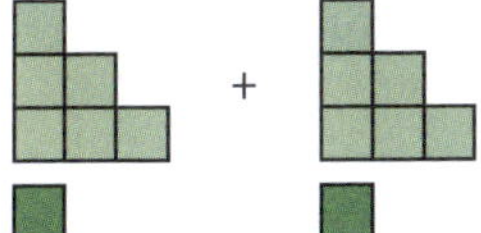
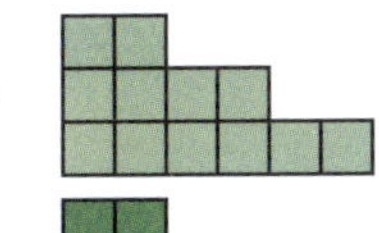

B. Optimale Kombination

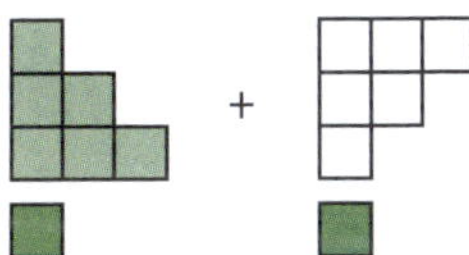
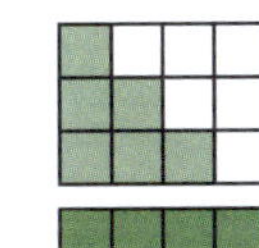

C. Suboptimale Kombination 1

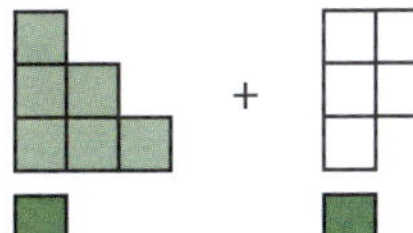
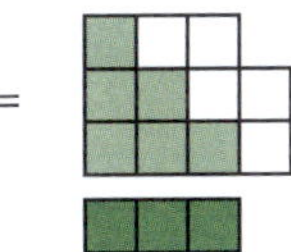

D. Suboptimale Kombination 2

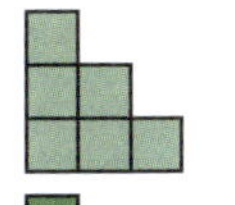
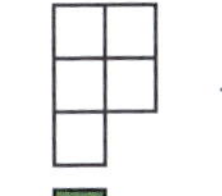
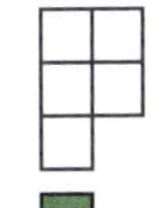
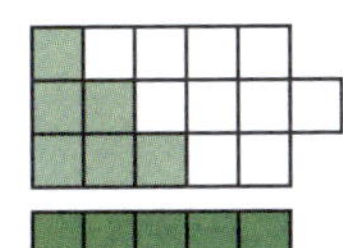

Lebensmittel A   Lebensmittel B   Proteinqualität

Klingt das noch zu theoretisch? Kein Problem. Lass uns anschauen, was das im echten Leben bedeutet.

Proteinquellen optimal kombinieren

Lass uns kurz einen Blick in die Esskultur unterschiedlicher Weltregionen werfen. Seit Hunderten Jahren hat sich in Süd- und Mittelamerika die Kombination aus Bohnen und Mais etabliert. In Asien hingegen die Kombination aus Reis und Soja. Ganz intuitiv haben sich in diesen Weltregionen also Kombinationen aus Getreide und Hülsenfrüchten entwickelt, die aus ernährungsphysiologischer Sicht einfach Sinn ergeben. Weil die Hülsenfrüchte das in den Körnern fehlende Lysin liefern, während die Körner das in den Hülsenfrüchten fehlende Methionin und Cystein liefern.

Auch die Forschung bestätigt die sinnvolle pflanzliche Proteinkombinationen als wertvoll für die Ernährung, weil dadurch die Proteinqualität der Mahlzeit verbessert wird. Besonders vielversprechend als sich gegenseitig ergänzende Proteinquellen scheinen Kartoffeln, Soja und Erbsen zu sein, um eine möglichst optimale Proteinqualität im Rahmen einer pflanzenbetonten Ernährungsweise zu erreichen.

Proteinkombination (Verhältnis)	DIAAS
Ackerbohne + Mais + Kartoffel (15/20/65)	1,00
Mais + Kartoffel (25/75)	1,00
Weizen + Kartoffel (30/70)	1,00
Soja + Weizen (90/10)	0,90
Mais + Soja (15/85)	0,88
Ackerbohne + Mais + Soja (10/20/70)	0,85
Erbse + Weizen (60/40)	0,85
Ackerbohne + Mais (75/25)	0,64

Tabelle nach Herreman et al. (2020)

Jetzt haben wir eine gute Nachricht für dich: Du musst natürlich nicht das Verhältnis jeder Proteinkomponente deines Tellers berechnen. Die Werte in der Tabelle stammen aus einer wissenschaftlichen Arbeit, und Wissenschaft funktioniert nur dann, wenn sie messbar und nachvollziehbar ist. Im normalen Leben reicht es vollkommen aus, wenn du weißt, welche Lebensmittelkombinationen besonders vielversprechend sind. Aber vor allem reicht es, wenn du eine einfache Regel beachtest: Bei vegetarischen und insbesondere rein pflanzlichen Mahlzeiten am besten zwei hochwertige Proteinquellen kombinieren.

Das könnte so aussehen:

- Schwarze Bohnen, Mais und Reis (Chili sin Carne)
- Hummus aus Kichererbsen und Tahin (Sesam) mit Weizentortilla
- Weizennudeln mit Erbsen
- Nudelsalat mit Tofu
- Kartoffelsalat mit Mais

Wie viel Eiweiß pro Mahlzeit ist optimal?

Mehr als 30 Gramm Eiweiß pro Mahlzeit ist unnötig, weil der Körper nicht mehr auf einmal verwerten kann. Wenn dein Abendessen also 36 Gramm Protein geliefert hat, hast du sechs Gramm unnötiges Eiweiß aufgenommen, mit dem dein Körper nichts anfangen kann. Klingt absurd? Ist es auch.

Der Mythos einer magischen 30-Gramm-Grenze für Protein pro Mahlzeit hält sich tapfer. Aber auch nur deshalb, weil es so viel leichter ist, eine Behauptung aufzustellen, als sie so zu widerlegen, dass die Erinnerung an den falschen Mythos verblasst und durch eine nuancierte, evidenzbasierte Sichtweise überschrieben wurde.

Diese Vorstellung hat einen ähnlichen Ursprung wie veraltete Versuche, den Proteinbedarf zu bestimmen.[5] Dafür hat man sich Urinproben angeschaut und untersucht, wie die Stickstoffverluste im Urin aussehen. Dabei wurde gesehen: Bei mehr als 30 Gramm Eiweiß pro Mahlzeit steigen die Stickstoffverluste. Daraus wurde dann geschlossen, dass es eine Obergrenze für die Proteinzufuhr geben muss. Heute wissen wir, dass die Rechnung so nicht aufgeht.

Wenn du Proteine isst, verwertet du sie nicht direkt. Dein Körper zerlegt sie in Aminosäuren und nutzt diese dann, um körpereigenes Protein herzustellen sowie als Energiequelle in Notfällen. Isst du jetzt etwas mehr Protein, dann kannst du mehr verfügbare Aminosäuren nutzen, um beschädigte Proteine im Körper durch neue zu ersetzen. Das heißt: Sowohl der Proteinaufbau als auch der -abbau werden angeregt.

Das erklärt auch die erhöhten Stickstoffwerte im Urin. Die Werte spiegeln also keine Verschwendung von gegessenem Eiweiß wider, ganz im Gegenteil: Sie belegen den Abbau und Austausch von geschädigten oder oxidierten Proteinen in deinem Körper und damit einen wichtigen Erneuerungsprozess (erhöhte Stickstoffwerte können auch ein Hinweis auf Gesundheitsprobleme sein. Bitte kläre das in jedem Fall mit einem Arzt oder einer Ärztin ab).

Der wichtigste Grund, weshalb die 30-Gramm-Grenze für Protein pro Mahlzeit Quatsch ist, sind die 30 Gramm. Und zwar nicht, weil die Zahl an sich unüberlegt festgelegt wurde, sondern weil sie so pauschal ist. Wie wir schon gesehen haben, hängt der Proteinbedarf von deinem Körpergewicht (bzw. Zielgewicht bei stark adipösen Menschen) ab. Wissenschaftliche Studien haben sich deshalb die Frage gestellt: Bei welcher Proteinmenge pro Mahlzeit maximieren wir unsere Muskelproteinsynthese? Die Antwort: Die Menge steigt mit zunehmendem Alter von 0,25–0,4 g Protein/kg

Körpergewicht/Mahlzeit bei jungen Erwachsenen bis 0,6 g/kg/Mahlzeit bei Menschen ab 60.[6]

Als Daumenregel kannst du auch mit einem Durchschnittswert von 0,5 g/kg/Mahlzeit rechnen.

Körpergewicht	**Optimale Proteinmenge pro Mahlzeit**
50 kg	25 g
60 kg	30 g
70 kg	35 g
80 kg	40 g
90 kg	45 g
100 kg	50 g

Auf den ersten Blick würde also der Mythos der 30-Gramm-Obergrenze nur für eine 60 kg schwere Person gelten. Wir finden: Ganz schön kurzsichtig, den Wert einfach für alle Gewichtsgruppen zu pauschalisieren. Außerdem weißt du jetzt, dass auch mehr Protein pro Mahlzeit nicht einfach ausgeschieden wird, sondern für all die anderen Funktionen genutzt wird, die Aminosäuren in unserem Körper haben, inklusive dem Austausch von beschädigten Proteinen.

Wie sieht eine ideale Mahlzeit aus?

Wir wollen dir ein möglichst simples Baukastensystem für deine Mahlzeiten an die Hand geben. Es gibt zwar Systeme wie die Lebensmittelpyramide, aber sind wir mal ehrlich: Am Ende essen wir von einem Teller, nicht einer Pyramide.

Das muss noch einfacher und alltagstauglicher gehen, dachten wir uns. Und wie du inzwischen bemerkt hast, sind wir große Lego-Fans. Deshalb ist unser Baukastensystem für deine Mahlzeiten genauso simpel wie ein vierteiliges Lego-Set. Es enthält:

1. Hochwertige Proteinquelle
2. Komplexe Kohlenhydratquelle mit Ballaststoffen
3. Gesunde Fettquelle
4. Mikronährstoffquelle mit Ballaststoffen

Wirklich simpel, oder? Dieses Baukastensystem kannst du auf sämtliche Mahlzeiten und Snacks anwenden. Hier ein paar Beispiele.

»Was soll ich frühstücken, damit ich mich wohlfühle, lange satt bin und keinen Energie-Crash nach dem Frühstück habe?«

Schau in deinen Baukasten (omnivor & vegetarisch):
1. Hochwertige Proteinquelle = Eier
2. Komplexe Kohlenhydratquelle mit Ballaststoffen = Gemüse
3. Gesunde Fettquelle = hochwertiges Olivenöl und Butter
4. Mikronährstoffquelle mit Ballaststoffen = Gemüse

Du siehst: Zwei Bauteile (Kohlenhydrate und Mikronährstoffquelle) können auch durch eine Lebensmittelgruppe (Gemüse) abgedeckt werden. Und schon hast du mit einem in etwas Butter gebratenen Gemüseomelette mit Olivenöl alle Bauteile abgedeckt. Fertig.

»Ich habe jetzt richtig Hunger. Was soll ich am Abend essen, das mir richtig gut schmeckt, aber keine Bauchschmerzen oder Blähungen macht?«

Schau in deinen Baukasten:
1. Hochwertige Proteinquelle = Tofu
2. Komplexe Kohlenhydratquelle mit Ballaststoffen = Kartoffeln
3. Gesunde Fettquelle = hochwertiges Olivenöl und Pinienkerne
4. Mikronährstoffquelle mit Ballaststoffen = Gemüse

Daraus zauberst du dir dann deftige Bratkartoffeln mit Tofu und Zwiebeln als Speckalternative, dazu Gemüse deiner Wahl. Probier's mal mit Lauch, Möhren und Champignons aus dem Ofen. Dazu machst du dir fix eine Joghurtsauce – fertig.

Wir denken: Gesund kochen muss nicht kompliziert sein. Nein, es darf nicht kompliziert sein. Dieses supersimple Baukastensystem hilft dir dabei, bei deiner Mahlzeitgestaltung den Überblick zu behalten, ohne dass es zu kompliziert wird.

Führt mehr Eiweiß zu Blähungen?

Du kennst doch bestimmt auch diese fitnessbegeisterten Personen, die ihre übermäßigen Darmwinde auf Proteinshakes und Co. schieben. Wir kennen jedenfalls genug dieser Expert*innen. Es heißt dann immer: »Das sind die Protein Farts!« Aber ist es wirklich so, dass wir Blähungen bekommen, wenn wir mehr hochwertiges Eiweiß essen?

Vielleicht kennst du das auch, dass gerade im Urlaub die Verdauung verrückt spielt. Aber warum haben wir diese Beschwerden häufig in den Ferien? Die Antwort ist ganz simpel: Jede Änderung in deiner Ernährung kann deinen Körper vorübergehend herausfordern. Lebensmittel, die du nicht regelmäßig isst, können zu Verdauungsproblemen führen. Eine vorübergehende Anpassungsphase ist hierbei völlig normal, und mit der Zeit legen sich die Verdauungsprobleme meist wieder. Aber genauso wie im Urlaub ist es eben auch im Alltag: Änderst du deine Ernährung, muss sich dein Körper erst daran gewöhnen. Und so ist es eben auch, wenn du anfängst mehr Protein zu essen.

Mehr Eiweiß muss nicht zu Blähungen führen

Überlebenswichtige Nährstoffe, also auch Proteine, gelangen über deinen Dünndarm ins Blut. Aber was passiert mit dem Rest, der nicht ins Blut aufgenommen wird? Er rutscht weiter in den Dickdarm. Also an den Ort, wo der Großteil des Darmmikrobioms lebt.

Dort warten die Darmbakterien darauf, ebenfalls etwas von unserer Nahrung abzubekommen und freuen sich besonders über Ballaststoffe und kurzkettige Fettsäuren. Vor allem die Zersetzung von Ballaststoffen und Zuckern wie Laktose erzeugt Gase, die für einen aufgeblähten Bauch sorgen. Wenn du also anfängst, mehr Protein aus Hülsenfrüchten zu essen, nimmst du auch mehr Ballaststoffe auf (was wirklich super ist), aber dazu führt, dass dir das ein oder andere Fürzchen mehr entfleucht. Studien zeigen aber, dass es sich hierbei bloß um eine Gewöhnungsphase von Tagen bis zu wenigen Wochen handelt. Also nein, nicht jedes Böhnchen gibt ein Tönchen – nur die Böhnchen, an die deine Verdauung noch nicht gewöhnt ist.

So weit, so klar. Aber Ballaststoffe sind nicht die einzigen Stoffe, die Blähungen verursachen. Denn sie werden auch oft durch sogenannte FODMAPs hervorgerufen. **FODMAP** steht für **f**ermentierbare **O**ligo-, **D**i- und **M**onosaccharide und (**a**nd) **P**olyole. Diese Kohlenhydrate und Zuckeralkohole sind wie Partygäste im Dickdarm, die für Aufruhr (Blähungen) sorgen, weil sie im Dünndarm nicht verdaut wurden. Stattdessen ziehen sie weiter in den Dickdarm, wo sie eine wilde Fermentationsparty mit den Darmbakterien schmeißen – das Ergebnis sind Wasseransammlungen im Dickdarm und Blähungen. FODMAPs stecken in vielen gesunden Lebensmitteln: von Avocado über Milch bis hin zu Pilzen. Ernährst du dich abwechslungsreich, nimmst du sie also auf – und das ist auch überhaupt nicht schlimm. Im Gegenteil: FODMAPs sind sogar wichtig für eine gesunde Darmflora. Bloß Menschen mit Reizdarm sollten zumindest vorübergehend den Konsum von FODMAPs einschränken.

Also, Ballaststoffe und FODMAPs. Aber warum heißt es so oft, dass Proteine Blähungen verursachen? Es ist doch nicht umsonst die Rede von sogenannten »Protein Farts« – oder?

Proteine allein sind nicht die Übeltäter. Die Gründe können vielfältig sein, da ist Detektivarbeit angesagt. Meist sind es Begleitstoffe des Proteins, die in Lebensmitteln stecken. Typische Beispiele sind Soja- und Milchprodukte, stark verarbeitete Fleischprodukte und Hülsenfrüchte. Isst du beispielsweise viel Protein aus Soja und verträgst das nicht gut, sind die logischen Konsequenzen Verdauungsbeschwerden. Oder isst du neuerdings laktosehaltige Proteinquellen und verträgst Laktose nicht gut, dann kann das zu Blähungen führen – nicht aber die Proteine an sich.

Was ebenfalls Blähungen verursachen kann, sind High-Protein-Produkte und Proteinpulver sowie Light-Produkte. Diese enthalten oft Zuckerersatzstoffe, die zu Flatulenzen und in höheren Mengen auch zu Durchfall führen können. Dazu zählen Xylit (E 967), Erythrit (E 968), Sorbit (E 420), Mannit (E 421), Isomalt (E 953), Maltit (E 965) und Lactit (E 966). Diese E-Nummern wirken erst mal sehr befremdlich, aber all diese Stoffe sind in der EU zugelassen, und du findest sie auf vielen Labels. Sie werden zwar auf »gesundheitliche Unbedenklichkeit« geprüft, aber sie gelten trotzdem oft als »Black Boxes« unter Forschenden, weil die genauen Effekte noch nicht ganz klar scheinen.

Halten wir fest:

Die Blähungen bei einer proteinbetonten Ernährung kommen meist nicht vom Protein an sich, sondern entstehen durch Begleitumstände wie mehr Ballaststoffe, FODMAPs, Laktose oder Zuckeraustauschstoffe in deiner Ernährung.

Ein bisschen Geduld, Anpassungsfähigkeit und ein paar diskrete Rückzugsmöglichkeiten sind alles, was du brauchst, um dich an die Ernährungsumstellung zu gewöhnen.

Übrigens: Der charakteristisch unangenehme Geruch von deinen Pupsen entsteht durch schwefelhaltige Aminosäuren. Wenn Aminosäuren wie Cystein und Methionin im Darm abgebaut werden, werden Schwefelverbindungen frei – und die wiederum sorgen für den üblen Geruch.

Wann soll ich nach dem Training Protein aufnehmen?

Wir haben ja schon über Synergieeffekte gesprochen, als wir uns effektive Kombinationen von Proteinquellen angeschaut haben. Das war ein Synergieeffekt innerhalb einer »Stoffgruppe«, nämlich Lebensmitteln. Jetzt lernen wir eine neue Art von Synergieeffekten, nämlich zwischen zwei vollständig voneinander unabhängig erscheinenden Aktivitäten: Sport treiben und essen.

Und so funktioniert's: Muskeltraining sorgt für einen Reiz in der Muskulatur, sodass deine Muskeln besonders offen für Nährstoffe sind. Das wiederum führt dazu, dass die Muskeln nach einem Trainingsreiz bereit sind, mit diesen Nährstoffen (vor allem Aminosäuren) besonders effektiv Muskeln aufzubauen. Eine gute Versorgung mit Aminosäuren sorgt in dieser positiven Wechselwirkung dafür, dass deine Muskeln sich bestmöglich an den Trainingsreiz anpassen können und wachsen, damit sie für das nächste Training gewappnet sind.

Wir sprechen deshalb von einer synergistischen Beziehung zwischen Muskeltraining und Proteinaufnahme, weil das Muskeltraining alleine zwar einen Reiz setzt, deine Muskeln ohne eine ausreichende Versorgung mit Bausteinen aber nicht so wachsen würden, wie sie es mit einer guten Proteinversorgung tun. Und auch eine ordentliche Proteinzufuhr bringt ohne

Muskeltraining weniger positive Effekte auf deine Körperzusammensetzung, Straffheit, Kraft und Muskelzuwachs.

Anaboles Zeitfenster – nur ein Mythos?

30–60 Minuten nach dem Training solltest du der Theorie zufolge auf jeden Fall genug Protein aufnehmen, um das Muskelwachstum anzuregen. Dieses »anabole Zeitfenster« ist übrigens der Grund, weshalb wir immer wieder Leute in Umkleidekabinen von Fitnessstudios sehen, die sofort nach dem Training, natürlich vor dem Duschen, hastig einen Proteinshake trinken. Aber was sagt die Wissenschaft eigentlich dazu?

Obwohl behauptet wird, dass die Nahrungsaufnahme unmittelbar nach dem Training für die Maximierung des Muskelzuwachs und eine optimale Regeneration so wichtig sein soll, ist die Evidenzbasis für ein solches »anaboles Zeitfenster« alles andere als überzeugend.[7]

Anders als die Theorie eines anabolen Zeitfensters behauptet, ist es nämlich so:

Der positive Reiz durch Krafttraining macht deine Muskeln bis zu 7 Stunden nach dem Training empfänglicher für Nährstoffe, und die Proteinsynthese ist somit viele Stunden, je nach Intensität sogar Tage nach dem Training angeregt.

Und es geht noch weiter. Denn diese eine Sache wird oft völlig vergessen: Wenn du morgens Krafttraining machst, dann sorgt dieses Training am Morgen auch noch für eine gesteigerte Muskelproteinsynthese beim Frühstück am darauffolgenden Tag. Du musst also nicht zu deinem Proteinshake in die Umkleide im Fitnessstudio rennen, sobald du die letzte Wiederholung deines Beintrainings gemacht hast.

Stell dir das so vor: Nach einer Stunde Kraftsport hast du 100 Proteineinheiten gesammelt, die du dank des Kraftsports sehr effizient in Muskelmasse einbauen kannst. Das Timing der Proteinaufnahme nach dem Training ist dabei gar nicht so wichtig. Dein Körper wird sich bei einer ausgewogenen, protein-positiven Ernährung die 100 Proteineinheiten schon nehmen. Wenn du direkt nach dem Training jetzt schon 50 Einheiten durch Proteinshakes und andere Snacks abdeckst, dann hast du für die restlichen 24 Stunden nach dem Training noch 50 Einheiten übrig. Wenn du nach deinem Training einfach normal isst und 30 Einheiten abdeckst, dann wirst du in den nächsten 24 Stunden noch 70 Einheiten aufnehmen. Vorausgesetzt, du isst genügend hochwertige Proteinquellen.

Protein als Versicherung gegen Muskelverlust in der Diät

Trotzdem müssen wir an der Stelle auf zwei Ausnahmefälle eingehen. Der erste Fall ist eine geplante Diät, beispielsweise in Vorbereitung auf einen Wettkampf oder ein besonderes Ereignis. Bist du 500 kcal oder mehr im Defizit, ergibt es schon Sinn, relativ zeitnah nach dem Training deinem Körper schnell verwertbare Proteinquellen anzubieten.

»Anabol« heißt Aufbau. Jetzt geht es in einer Diät ja nicht um Auf-, sondern um Abbau. Das bezeichnet man als »katabol«. Während einer Diät ist es also wichtig, dass der Körper in einem katabolen Zustand ist, sonst würde er kein Fett abbauen. Genauso wichtig ist es aber auch, dass wir den Muskelabbau während einer Diät minimieren, denn Muskeln wollen wir ja nicht abbauen. Und genau hier kommen Proteine ins Spiel. Sie sind sozusagen die Versicherung gegen einen zu hohen Muskelabbau in einer Diät. Deshalb empfehlen wir in einer Diät a) etwas mehr Protein zu dir zu nehmen als sonst und b) in den ersten zwei Stunden nach dem Training hochwertige Proteinquellen zu essen.

Der zweite Fall, bei dem du von einer zeitnahen (nicht unmittelbaren!) Proteinaufnahme nach dem Training profitierst, ist, wenn du nüchtern trainierst. Nüchtern heißt in dem Fall, du hast mehr als zwölf Stunden nichts gegessen. Viele Menschen trainieren einfach gerne direkt am Morgen. Gehörst du dazu, musst du nicht direkt nach der letzten Wiederholung einen Proteinshake verschlingen. Du solltest aber trotzdem darauf achten, dass deine erste Mahlzeit des Tages gesunde, hochwertige Proteinquellen in etwas höherer Menge enthält. Vor allem, wenn deine letzte Mahlzeit eher proteinarm war.

Protein ist nicht nur wichtig, wenn du Muskeln aufbauen oder erhalten willst, sondern auch für die Muskelregeneration, die Unterstützung deines Immunsystems nach intensivem Training und vieles mehr. Aber auch für all das reicht eine normale protein-positive Ernährung aus. Stress dich nicht unnötig nach dem Sport, weil irgendwer den Mythos vom »anabolen Zeitfenster« in die Welt gesetzt hat. Genieße stattdessen das Gefühl, etwas Gutes für deine Gesundheit getan zu haben, bereite entspannt dein Essen vor und gönn dir Mahlzeiten, die dir gut schmecken.

Vor dem Schlafen einen Eiweißsnack?

Für Menschen ab 50, spätestens ab 60, haben wir noch einen speziellen Proteintipp. Wir haben bereits gesehen, dass wir im Alter Muskulatur verlieren. Ab 50 beginnen zudem Geruchs- und Geschmackssinn nachzulassen, und mit zunehmendem Alter spüren wir auch weniger Appetit und schaffen nur noch kleinere Portionen. Aus den vorigen Kapiteln weißt du schon, wie du mit Sport und einer proteinreichen Ernährung dem Muskelabbau den Kampf ansagen kannst – und wie wichtig es ist, damit in jungen Jahren anzufangen.

Aber da gibt es noch einen Tipp: ein proteinreiches Betthupferl. Und tatsächlich zeigen Studien einen positiven Effekt von Proteinsnacks vor dem

Schlafengehen auf den Muskelerhalt bei älteren Menschen (Studienteilnehmer waren männlich, um die 70 Jahre alt).[8]

Aber für alle anderen, die noch nicht zum älteren Semester gehören und keine Probleme haben, genügend zu essen, gilt das englische Sprichwort: »Don't major in the minors.« Das heißt so viel wie: »Mach dich nicht mit Kleinigkeiten verrückt.« Ein proteinreiches Betthupferl ist so eine Kleinigkeit. Ja, es gibt einen positiven Effekt – für ältere Menschen, die Probleme haben, über den Tag genügend Protein zu essen. Und ja, es gibt auch andere Lebensumstände, wo es sinnvoll sein kann, z.B. bei einer Diät.

So eine Proteinbombe als Betthupferl ist und bleibt eine Kleinigkeit. Sorg dafür, dass die drei größten Hebel für Wohlbefinden, Körperzusammensetzung und Muskelaufbau bzw. -erhalt sitzen: regelmäßiges Krafttraining, proteinreiche und vollwertige Ernährung, Erholung. Wenn die drei großen Hebel nicht passen, hilft dir der bestmöglich abgestimmte Proteinsnack vor dem Schlafengehen auch nicht weiter.

Abnehmen mit Proteinfasten?

Vielleicht hast du den Begriff irgendwo schon mal aufgeschnappt. Gerade in den sozialen Medien ist es ein richtiger Trend. Interessanterweise ist »Proteinfasten« ein super Beispiel dafür, dass es für einen einzigen Begriff ganz unterschiedliche Bedeutungen geben kann.

Formen des Proteinfastens

Da hätten wir einerseits das **modifizierte Eiweißfasten (PSMF).** Das ist eine sehr strikte kalorienarme Diät aus den 1970ern mit einem einzigen Ziel: möglichst schnell möglichst viel abnehmen. Dafür dürfen nur maximal 800 kcal gegessen werden, wobei der Fokus vor allem auf fettarmen Proteinquellen liegt. Klingt nicht nur ungesund, ist es auch: Eine Crashdiät in Anlehnung an das modifizierte Eiweißfasten hat sogar zu 17 dokumentierten Todesfällen geführt.[9] Siebzehn. Wegen einer Diät. Also: Auf keinen Fall nachmachen.

Und dann gibt es andererseits noch eine proteinbetonte Variante des Intervallfastens. Dieses **Protein-Intervallfasten** geht auf Christian Wolf, Co-Gründer einer Supplementmarke zurück. Bei dieser Form des Intervallfastens steht eine Empfehlung im Mittelpunkt: die Fastenzeit mit zwei Proteinshakes zu überbrücken. Du kannst dir sicher vorstellen, welche Produkte diese Supplementmarke im Portfolio hat.

Zugegebenermaßen war es eine sehr clevere Marketingstrategie, ein solches Konzept in die Welt zu bringen. Ernährungsphysiologisch gesehen ist das Protein-Intervallfasten an sich aber auch gar keine so schlechte Idee. Bloß brauchst du dafür nicht zwingend ein Proteinpulver, geschweigedenn Produkte einer bestimmten Marke.

Proteinfasten – ja oder nein?

Über das modifizierte Eiweißfasten (PSMF) brauchen wir nicht mehr sprechen. Anders sieht das beim Protein-Intervallfasten aus.

Dabei wird 18 Stunden nicht gegessen und sechs Stunden normal gegessen. In der 18-stündigen Fastenzeit sind bis zu zwei Proteinshakes erlaubt. Bei dieser Methode ist Abnehmen das primäre Ziel, aber nicht um jeden Preis. Es geht nicht um ein möglichst hohes Kaloriendefizit, sondern vor allem darum, das Zeitfenster fürs Essen einzuschränken und während der Fastenzeit genügend Eiweiß zu essen.

Diese Strategie hat zwei Vorteile:

1. Protein hat den besten Sättigungseffekt aller Makronährstoffe und erleichtert das Fasten.
2. Wenn du nur sechs Stunden Zeit zum Essen hast, isst du höchstwahrscheinlich weniger, als würdest du »normal« essen.

Sehen wir mal über den Fakt hinweg, dass das Fasten allein schon dadurch gebrochen wird, dass Proteinshakes getrunken werden (auch Aminosäuren führen zu einer Insulinantwort, die das Fasten bricht), wollen wir an der Stelle über Vor- und Nachteile des Intervallfastens sprechen.

Wir haben beide unsere Erfahrungen damit gemacht und uns auch die verfügbaren Studien angesehen. Das Positive zuerst: Intervallfasten ist sehr gut untersucht und eine effektive Strategie, um abzunehmen oder auch um das Gewicht zu halten. Außerdem ist es eine wirklich gute Strategie, um vormittags (während der Fastenzeit) einen klaren Kopf zu bewahren. Vor allem für Menschen, die sich nach dem Frühstück oft wieder müde fühlen oder häufig nach dem Essen »Brainfog« haben.

Andererseits ist Intervallfasten definitiv nicht für alle geeignet. Es ist eine restriktive Ernährungsform, die die Androgene (Sexualhormone) und andere Hormone negativ beeinflussen und, genau wie jede Diät, für Menschen mit Essstörungen bzw. gefährdetem Essverhalten ein Trigger sein kann. Und zwar beispielsweise deshalb, weil das Essen stark in den Fokus gerückt wird und es nur noch ein begrenztes Zeitfenster gibt, an das man sich halten muss. Aus den genannten Gründen empfehlen wir Intervallfasten ausdrücklich nicht allen Menschen uneingeschränkt.

Protein-Intervallfasten kannst du ausprobieren, wenn du dich trotz der einschränkenden Hinweise wohl mit der Idee fühlst. Wir empfehlen jedoch eine natürliche Herangehensweise. Zwar können Proteinshakes dabei eine Rolle spielen, du brauchst sie aber nicht zwingend (mehr dazu auf Seite 96). Wenn wir dir einen Plan fürs Protein-Intervallfasten schreiben müssten, würde der so aussehen:

- Fasten: 16 Stunden (Empfehlung: 20–12 Uhr)
- Essen: 8 Stunden (Empfehlung: 12–20 Uhr)
- Innerhalb der ersten 60 Minuten nach dem Aufstehen: 2 gekochte Eier (oder 1 Proteinshake)
- 12 Uhr: erste große Mahlzeit
- 16–17 Uhr: Snack
- 19–20 Uhr: zweite große Mahlzeit

Somit liegt der Fokus auf vollwertigen Lebensmitteln und proteinreichen Mahlzeiten. Durch das eingeschränkte Zeitfenster, in dem du essen kannst, wirst du vermutlich insgesamt weniger Kalorien essen als bei drei normalen Mahlzeiten.

Wie sinnvoll sind High-Protein-Produkte?

Mittlerweile ist es wirklich einfach geworden, beim Besuch im Supermarkt den Proteingehalt im Einkaufswagen zu maximieren. Denn die Aufschriften »High Protein« oder »Hoher Proteingehalt« findest du auf unzähligen Lebensmitteln. Und wann nehmen wir uns schon die Zeit, jedes Label zu lesen und Inhaltsstoffe zu vergleichen? Also rein in den Einkaufswagen mit den ganzen High-Protein-Snacks und Proteinjoghurts und ab an die Kasse?

Wir sagen dir, wie es ist: Niemand braucht unbedingt Proteinriegel, Proteinnpuddings oder Proteinmüsli. Theoretisch reicht eine ausgewogene Ernährung vollkommen aus, um deinem Körper das zu geben, was er braucht. Schauen wir uns aber die Praxis an, sieht die Sache manchmal anders aus.

High-Protein-Produkte punkten vor allem durch eins: Sie sind mittlerweile fast überall verfügbar – und sparen uns Zeit. Sie passen perfekt in unseren schnelllebigen Lifestyle. Einen Proteinriegel in der Mittagspause und einen fertigen Proteindrink für die lange Bahnfahrt. Sie sind eine Proteinversicherung für Tage, an denen die Ernährung mal nicht ganz optimal aussieht.

Wann darf sich ein Produkt »High-Protein« nennen?
Die Europäische Union hat 2006 in der Verordnung über nährwert- und gesundheitsbezogene Aussagen für Lebensmittel[10] einheitliche Grenzwerte für Bezeichnungen wie »fettarm«, »zuckerfrei« oder »proteinreich« definiert.

Ein Lebensmittel darf als »Proteinquelle« bezeichnet werden, wenn mindestens 12 % des Energiegehalts aus Proteinen stammt. Bei einem Produkt mit 300 kcal auf 100 g sind das mindestens 9 g Eiweiß pro 100 g. (Die Rechnung lautet: 12 % von 300 kcal = 36 kcal → 36 kcal / 4 kcal (Protein ≈ 4 kcal) = 9 kcal)

Einen »hohen Proteingehalt« (also bspw. auch »High-Protein«) dürfen Hersteller nur dann auf die Packung schreiben, wenn mindestens 20 % des Energiegehalts aus Proteinen stammen. Beim selben Produkt aus dem obigen Beispiel mit 300 kcal entspricht das mindestens 15 g Protein pro 100 g.

Das klingt ja erst mal nicht schlecht. Aber: Nicht jedes Produkt, das gerade im Trend ist, ist automatisch eine gute Wahl. Wichtig ist, auf die Zutatenliste zu achten und sich die Zeit dafür zu nehmen. **Wähle Produkte ohne zugesetzten Zucker und mit einer möglichst kurzen und verständlichen Liste an Inhaltsstoffen.** Und natürlich solltest du auch darauf achten, ob du High-Protein-Produkte verträgst – Bauchschmerzen oder Blähungen braucht keiner von uns nach der Mittagspause im Büro.

Wichtig ist: Übertreib es nicht. Denn diese Lebensmittel sind immer noch stark verarbeitet und kein vollwertiger Ersatz für natürliche Proteinquellen. Zudem sind sie häufig sehr teuer. Und nur weil »reich an Protein« draufsteht, heißt das nicht, dass das Produkt gesund ist. Ein High-Protein-Produkt pro Tag (exklusive Proteinpulver) kann eine sinnvolle Ergänzung sein, um die Deckung des Proteinbedarfs zu unterstützen. Vor allem, wenn es mal schnell gehen muss. Aber tu dir einen Gefallen und fang niemals an, vollwertige Mahlzeiten durch High-Protein-Produkte zu ersetzen.

Checkliste für High-Protein-Produkte:

- Ohne Zuckerzusatz (enthält von Natur aus Zucker)
- Zuckergehalt unter 5 g pro 100 g
- Proteingehalt ab 20 g pro 100 g
- Fettgehalt unter 10 g pro 100 g
- Brennwert unter 300 kcal pro 100 g

Warum diese Empfehlungen? Wenn du schon zu High-Protein-Produkten greifst, dann soll es auch ums Protein gehen. Inzwischen gibt es im Supermarkt in jeder Produktkategorie eine High-Protein-Variante. Die ist aber nicht immer besser! Oft enthalten sie sogar mehr Kalorien als die herkömmliche Variante (bspw. bei Brot und Müsli). Deshalb empfehlen wir: Schau auf die Werte in der Checkliste und entscheide dich für ein Produkt ohne Zuckerzusatz mit vergleichsweise wenig Kalorien und einem moderaten Fettgehalt, denn in vielen High-Protein-Produkten wird nicht gerade das gesündeste Pflanzenöl als Fettquelle verwendet.

Vollwertige Snacks als Alternative zu High-Protein-Produkten	
Thunfisch (Dose, in Olivenöl, 185 g)	42 g Eiweiß pro Dose
Sardinen (Dose, in Olivenöl, 125 g)	30 g Eiweiß pro Dose
Körniger Frischkäse (200 g)	26 g Eiweiß pro Packung
Ofengeröstete Kichererbsen (200 g)	16 g Eiweiß
Edamame (100 g, ohne Schale)	10 g Eiweiß
Erdnüsse, ungesalzen (Handvoll, 25 g)	7,5 g Eiweiß
Gekochtes Ei (mittelgroß, 60 g)	7 g Eiweiß pro Ei
Mandeln (Handvoll, 25 g)	6 g Eiweiß

Du siehst: Es braucht keine High-Protein-Produkte, sondern du kannst auf ganz klassische, vollwertige Snacks zurückgreifen. Der Pluspunkt: Die Lebensmittel aus unserer Liste liefern zusätzlich zum Protein wertvolle Mikronährstoffe, viele davon enthalten Ballaststoffe und gesunde Fette. Und: Sie sind günstig.

Weitere Inspiration, welche Lebensmittel du jetzt am besten einkaufen kannst, um dich ganz einfach und natürlich proteinreich zu ernähren, findest du in unserem Ernährungsplan auf Seite 105.

Brauche ich Proteinpulver?

Du denkst es dir vermutlich schon: Auch Proteinpulver braucht niemand unbedingt. Du kannst deinen Proteinbedarf mit natürlichen Proteinquellen decken – klar. Aber, und das ist ein entscheidendes Aber, Proteinpulver kann uns das Leben leichter machen.

Ein Shake ist nicht nur schnell gemacht, sondern auch schnell getrunken. Proteinpulver ist eine praktische, effiziente und qualitativ hochwertige Eiweißquelle (je nachdem, welches Pulver du kaufst, aber dazu gleich mehr). Denn nicht jede Proteinquelle in unseren Kühlschränken ist ein Volltreffer in Sachen Proteinqualität und Gesundheitsfaktor – denken wir an hoch verarbeitete Lebensmittel oder Fleisch- und Wurstwaren. Da kann ein gutes Proteinpulver eine saubere Alternative sein.

Hochwertiges Proteinpulver erkennen

Bei der Auswahl gilt: Weniger ist mehr. Auch hier ist eine kurze Zutatenliste ohne Zuckerzusatz und unnötige Extras Gold wert. Achte darauf, dass beispielsweise keine Vitamine, Mineralstoffe, Bakterienstämme, Ballaststoffe oder Ähnliches zugesetzt sind – all das kann eine sinnvolle Ergänzung sein, aber hat nichts im Proteinpulver verloren. Weil das bei all der Auswahl gar nicht so leicht ist, haben wir eine Checkliste für den Proteinpulverkauf vorbereitet. Die wichtigsten Faktoren für den Proteinpulverkauf sind Proteingehalt, Zusammensetzung der Aminosäuren, Zucker- und Ballaststoffgehalt und natürlich die individuelle Verträglichkeit sowie der Geschmack.

Das sollte in deinem Proteinpulver enthalten sein:

Gehalt	Warum?
Proteingehalt über 70 g/100 g Pulver oder Proteingehalt über 22 g pro Portion	Indikator dafür, wie viel unnötige Begleitstoffe im Proteinpulver sind.
Kohlenhydrate unter 5 g/100 g Pulver	Indikator dafür, wie viele Zutaten außer Protein im Pulver enthalten sind (bspw. Fruchtpulver).
Zuckergehalt bis 1 g pro Portion	Zuckeraufnahme so gering wie möglich.
Ballaststoffgehalt unter 5 g/100 g Pulver	Ballaststoffe senken die Bioverfügbarkeit von Protein.
Qualitätssiegel und Transparenz	Bestenfalls gibt es unabhängige Qualitätssiegel wie die »Kölner Liste« oder Laboranalysen auf unerwünschte Substanzen.

Pflanzliches oder tierisches Proteinpulver?

Welches Proteinpulver die beste Wahl für dich ist, hängt in erster Linie davon ab, wie du dich ernährst. So gibt es inzwischen für jede Ernährungsform das passende Proteinpulver.

Bei Proteinpulvern gilt das gleiche Konzept wie bei beim Kapitel »Tierisches vs. pflanzliches Protein« auf Seite 68. Tierische Proteine wie das aus Milch gewonnene Whey-Protein (»Whey« heißt »Molke«), haben in der Regel ein besseres Aminosäureprofil als pflanzliche Proteinpulver. Doch auch durch die Kombination sich synergistisch ergänzender pflanzlicher Proteinquellen kannst du ebenfalls auf ein vollständiges Aminosäureprofil kommen.

Aber trotzdem gibt es ja unendlich viele verschiedene tierische und pflanzliche Proteinpulver – was gibt es grundsätzlich zu beachten? Bei tierischen Pulvern stolperst du beim Kauf über Begriffe wie »Whey-Isolat« und »Whey-Konzentrat«. Klingt kompliziert, ist es aber eigentlich nicht. Whey-Isolat hat eine Zusatzrunde in der Filterung hinter sich, verglichen mit dem Konzentrat. Das Ergebnis: Ein knackiger Proteingehalt von etwa 90 % beim Isolat gegenüber rund 80 % beim Konzentrat. Pluspunkt beim Isolat: Es ist nahezu laktosefrei und damit oft besser verdaulich. Außerdem enthält Isolat weniger Kohlenhydrate und Fett, ist dafür aber auch teurer.

Als pflanzliche Alternativen empfehlen wir Proteinkombinationen wie Reis und Erbsen mit vollständigem und hochwertigem Aminosäureprofil oder Sojaprotein.

Ganz egal, ob du dich für ein veganes oder tierisches Proteinpulver entscheidest, diese Tabelle zeigt dir, welche Mengen essenzieller Aminosäuren das Proteinpulver liefern sollte. Wenn es nicht bei jeder essenziellen

Aminosäure ein Treffer ist – kein Problem. Die Werte sind aber eine gute Orientierung, um die Qualität des Proteinpulvers einzuschätzen. Zusammen mit der Label-Check-Tabelle aus dem letzten Kapitel bist du jetzt bestens ausgerüstet für den Proteinpulverkauf.

Aminosäure	**Menge (g/100 g Proteinpulver)**
Histidin	2,0–3,0
Isoleucin	5,0–6,0
Leucin	8,0–10,0
Lysin	6,5–8,5
Methionin	2,0–3,0
Phenylalanin	3,0–4,0
Threonin	3,3–4,0
Tryptophan	1,0–1,5
Valin	5,0–6,0

Brauche ich EAA- und BCAA-Produkte?

Auf der Suche nach Proteinpulver wirst du früher oder später auf sogenannte EAA- und BCAA-Produkte stoßen. Dann wirst du dich vermutlich fragen: Brauche ich diese Pulver jetzt auch noch? **EAA** steht für »**e**ssential **a**mino **a**cids«, also die neun essenziellen Aminosäuren, **BCAA** für »**b**ranched **c**hain **a**mino **a**cids«, zu deutsch: verzweigtkettige Aminosäuren. Von diesen BCAA gibt es drei: Leucin, Isoleucin, Valin. Vielleicht denkst du jetzt: »Moment mal, diese drei BCAA sind doch auch essenzielle Aminosäuren?« Völlig richtig. Du kannst dir merken: Alle BCAA sind EAA, aber nicht alle EAA sind BCAA.

Dank genügend Eiweiß in deiner Ernährung und hochwertiger Proteinquellen nimmst du alle neun essenziellen Aminosäuren in ausreichender Menge auf und damit sowohl die Aminosäuren, die in EAA-Produkten stecken als auch die drei Aminosäuren in BCAA-Produkten. Wenn du zusätzlich noch auf ein hochwertiges Proteinpulver setzt, dann brauchst du dir keine Sorgen um EAA und BCAA machen und sie getrost links liegen lassen.

Welche Milch im Proteinshake?

Keine Sorge, wir wollen dir hier nicht erklären, wie du einen Proteinshake zubereitest. Aber weil gerade in den sozialen Medien viel darüber diskutiert wird, wie schädlich Haferdrinks für den Blutzucker seien und es regelrechte Glaubenskriege über die »richtige Milch« gibt, möchten wir das Thema kurz einordnen.

Trinkst du deinen Shake mit einem gezuckerten Pflanzendrink, dann passiert folgendes: Zucker, egal aus welcher Quelle, geht über den Darm ins Blut. Der Blutzuckerspiegel steigt also an. Und das ist jetzt ganz wichtig: Das ist völlig gesund und absolut normal. Das bekannte Hormon Insulin sorgt dann dafür, dass der Zucker aus dem Blut in die Zellen transportiert wird. Also ja, Haferdrinks (und sämtliche Milch, die Zucker enthält) beeinflussen deinen Blutzuckerspiegel. Genauso aber auch jedes andere Lebensmittel, das Zucker enthält. Und sogar Aminosäuren haben einen kleinen Effekt auf den Insulinspiegel.

Wenn du darauf achten möchtest, deinen Blutzuckerspiegel stabil zu halten, kannst du einfach auf einen zuckerfreien Pflanzendrink umsteigen. Allgemein empfehlen wir für Shakes: Mach es, wie es dir am besten schmeckt. Möchtest du Kalorien sparen, dann verwende kaltes Wasser. Möchtest du besseren Geschmack, dann kannst du Wasser und Milch oder Pflanzendrink mischen.

Wie viel Protein ist zu viel?

Nun sprechen wir schon das ganze Buch darüber, welche guten Gründe es gibt, mehr Protein und vor allem hochwertiges Protein zu essen. Aber gibt es da eine Obergrenze und schadet zu viel Protein nicht auch unseren Nieren?

Leider wird auch heute noch viel zu oft unnötig Angst geschürt. Angstmache klickt natürlich gut, oft besser als eine ausgewogene Berichterstattung und auf jeden Fall deutlich besser als die meisten nerdy Wissenschaftsbeiträge. Deshalb halten sich auch Mythen à la »Niemand braucht mehr als ein Gramm Eiweiß pro Kilogramm Körpergewicht am Tag« so tapfer. Warum das Quatsch ist und mit dem aktuellen Stand der Wissenschaft nichts zu tun hat, haben wir uns bis hierhin im Detail angeschaut.

Aber auch der Mythos, dass mehr Eiweiß immer direkt zu Nierenschäden führt, taucht immer wieder auf.[11] Und spätestens dann, wenn irgendwo eine »Ernährungsfachkraft« interviewt wird, ist es ein Glücksspiel, ob sie widerlegte Altfakten abspult oder wirklich Interesse an einer modernen, wissenschaftsorientierten Beantwortung relevanter Ernährungsfragen hat.

Ja, es gibt Menschen, die ihre Proteinaufnahme begrenzen sollten, sogar müssen. Das sind vor allem Menschen mit Leber- und Nierenerkrankungen, Phenylketonurie oder Homocystinurie. Und diese Menschen werden von ihren behandelten Ärzt*innen darüber aufgeklärt und sollten ernährungstherapeutisch von einer Fachkraft begleitet werden. Bei adipösen Menschen berechnet man in der Ernährungstherapie den Proteinbedarf nicht mit dem aktuellen, adipösen Gewicht, sondern einem angepassten, niedrigeren Zielgewicht, um zu verhindern, dass die adipöse Person exzessiv viel Protein zu sich nimmt.

Für alle anderen gesunden Menschen gilt: Wenn du lange gesund bleiben, dich in deinem Körper wohlfühlen und ein gesundes Essverhalten möchtest, dann sind ein bis zwei Gramm Protein pro Kilogramm Körpergewicht hochwertiges Eiweiß pro Tag sinnvoll und sicher.

Trotzdem kann aber auch eine High-Protein-Ernährung ungesund sein. Denn nur weil ein Lebensmittel viel Protein enthält, heißt das noch lange nicht, dass es auch gesund ist. Hier ein paar Beispiele für ungesunde Formen einer proteinreichen Ernährungsweise, die leider recht weit verbreitet sind:

- **High-Protein-Diäten mit hohem Kaloriendefizit** (über 500 kcal pro Tag weniger als der Bedarf) für maximalen Gewichtsverlust. Das sind Crashdiäten, die zwar kurzfristig Erfolge bringen können, langfristig aber ungesund sind und bspw. die Fruchtbarkeit nachhaltig negativ beeinflussen können. Das Protein hilft zwar auch bei hohem Kaloriendefizit (Muskelschutz, weniger Heißhunger), aber das darf nicht über den Fakt hinwegtäuschen, dass ein zu hohes Kaloriendefizit zwar schnell das Gewicht auf der Waage nach unten treibt, aber langfristige Gesundheitsschäden zur Folge haben kann. Und: Solche krassen Diäten führen besonders oft zum berüchtigten Jojo-Effekt.

- **High-Protein-Diäten, die fast nur aus verarbeiteten Lebensmitteln bestehen.** Hier sind wir wieder bei dem Beispiel IIFYM. Das steht für »if it fits your macros«, also: Iss egal wie, Hauptsache, du deckst dein persönliches Makronährstoffziel ab und erreichst einen bestimmten Proteinwert. Das Problem daran ist, dass der alleinige Fokus auf eine bestimmte Menge Kohlenhydrate, Fette und Proteine nicht beinhaltet, dass die Ernährung ausgewogen, ballaststoffreich und reich an Mikronährstoffen sein soll.

- **High-Protein-Diäten mit vielen verarbeiteten Fleischprodukten** (bspw. Wurstwaren) und ungesundem Fettsäureprofil. Wissenschaftlich gesehen gibt es keinen Grund, Fleisch zu verteufeln, aber worin sich die allermeisten Expert*innen einig sind: Verarbeitete Fleischprodukte wie Wurstwaren sollten nur in geringen Mengen gegessen werden.

Fazit: Ob eine proteinreiche Ernährungsweise gesund ist, hängt vor allem von den Proteinquellen und der sonstigen Ernährungsweise ab. Wenn deine Nieren gesund sind, ist eine proteinbetonte Ernährung unproblematisch. Wähle einen gesunden Mix aus wenig verarbeiteten, hochwertigen tierischen Proteinquellen und pflanzlichen Proteinquellen. Protein darf andere wichtige Stoffe wie beispielsweise Ballaststoffe und essenzielle Fettsäuren nicht ersetzen. Deshalb sagen wir auch:

An allerersterster Stelle stehen vollwertige Lebensmittel als beste Proteinquelle, und du sollst niemals auf Vitamine, Mineralstoffe, hochwertige Fette, Ballaststoffe und andere gesundheitsfördernde Nährstoffe verzichten, nur weil du ein bestimmtes Proteinziel im Kopf hast.

Zum Glück lässt sich das aber auch sehr leicht miteinander kombinieren.

Unsere Empfehlungen liegen innerhalb der Werte, die durch zahlreiche wissenschaftliche Belege als sicher und gesund gelten. Schau noch einmal zur Erinnerung auf Seite 21/22.

Wie du gesunde High-Protein-Produkte erkennst, hast du auf Seite 95 gesehen – und weißt nun: nur weil irgendwo »high protein« draufsteht, ist noch lange nicht »high quality« drin. Auf den folgenden Seiten findest du abschließend Tipps, wie du es schaffst, intuitiv proteinreich zu essen, ohne auf Crashdiäten reinzufallen. Und für noch mehr Inspiration kannst du den QR-Code auf Seite 105 einscannen und unsere proteinreichen Rezepte nachkochen.

Intuitiv proteinreich essen

Lass uns zu guter Letzt noch einmal an Lisa denken, unsere Podcast-Hörerin aus dem Beispiel in Teil 1. Lisa hat dank simpler Proteintipps und Basiswissen geschafft, intuitiv zu essen. Ganz ohne Heißhunger und Gelüste nach Zuckerbomben. Auf den vergangenen Seiten haben wir dir all das effektive Wissen und die Tipps an die Hand gegeben, damit auch du ab sofort ganz einfach intuitiv essen kannst – ohne dir zu viele Gedanken über deine Ernährung machen zu müssen.

Wenn du dich daran hältst, wirst du schon in kurzer Zeit folgende Veränderungen spüren:

- Ein stabiles Energieniveau (Blutzuckerspiegel) mit viel selteneren Mittagstiefs und ohne Energieachterbahn

- Ein angenehmes Sättigungsgefühl, ohne sich zu voll zu fühlen oder nach dem Essen noch Hunger zu haben

- Langfristig intuitives Essen mit gesunden Portionsgrößen (kein Trigger von Binge Eating, Orthorexie, Anorexie etc.)

- Langfristiges Wohlbefinden und ein gutes Bauchgefühl

- Eine gesunde Körperzusammensetzung und nur noch ganz natürliche Gewichtsschwankungen (bspw. wegen Salzaufnahme, Mahlzeitengröße, Zyklus)

- Kein Heißhunger, keine Verbote – du isst intuitiv das, was dir guttut und gönnst dir zwischendurch auch mal »ungesunde« Leckerbissen

- Kein Gefühl von »Diät machen«, sondern »dem Körper etwas Gutes tun«

Um die oben genannten Ziele zu erreichen, gilt natürlich weiterhin unser Baukastenprinzip für jede Mahlzeit (siehe Seite 82).

Diese drei weiteren Regeln sind eine Stütze bei der Umsetzung deiner proteinbetonten Ernährungsweise:

1. Regel: Hochwertige Proteinquellen einbauen

Achte darauf, dass jede Mahlzeit eine Proteinquelle enthält, die auch wirklich hochwertig ist. Wirf dazu nochmal einen Blick auf die Liste auf Seite 75. Bei rein pflanzlichen Proteinquellen gehst du auf Nummer sicher und kombinierst pro Mahlzeit zwei pflanzliche Proteinquellen.

2. Regel: Extraportion Protein gönnen

Gestalte jede Mahlzeit nach dem Motto »Ein bisschen natürliches Protein geht noch«. Werde kreativ: Gib zusätzlich gebratenen Tofu zu deiner Gemüsepfanne, Bohnen in deinen Wrap, Linsen ins Curry oder als Brotaufstrich und ein gekochtes Ei mit in den Salat.

3. Regel: Kohlenhydrate später essen

Je später am Tag, desto mehr Kohlenhydrate kannst du einbauen. Du musst Kohlenhydrate auf keinen Fall komplett meiden. Wenn du aber tagsüber Energietiefs vermeiden möchtest, iss protein- und fettbetont, je früher am Tag es ist. Die Pasta oder Kartoffeln kannst du abends immer noch essen.

Und jetzt scanne den QR-Code und lass dich von unseren Rezepten inspirieren. Die Mengen sind beispielhaft für einen typischen Hunger, für drei Hauptmahlzeiten und eine Person, die ca. 2000 kcal pro Tag isst. Natürlich lässt sich jedes Fleisch- oder Fischgericht auch vegetarisch oder vegan gestalten und andersherum. Werde kreativ und mach deine intuitiven proteinreichen Rezepte draus!

DANK

Zuallererst danken wir allen Hörer*innen von »Heißer Brei«. Wir sind unglaublich stolz auf das, was wir als Hobby begonnen haben, und freuen uns über jede Nachricht, jede Frage, jedes Feedback aus der Community. Tausend Dank!

Danke Tobias Stöckmann, dass du so ein guter Sparringspartner bist, wenn es um Fragen rund um Proteine und Sporternährung geht.

Danke Hanna Kirsch von Community Editions für deine tolle Betreuung. Es hat Spaß gemacht, das Buch gemeinsam mit dir zu entwickeln. Danke auch an Léa Catherine Mitsch von Community Editions für deine Initiative und dein Vertrauen, uns für dieses Buchprojekt anzufragen.

Danke Bettina Snowdon für dein ausgezeichnetes Lektorat.

Und natürlich danke dir, dass du das Buch gelesen hast. Wir danken dir für dein Vertrauen und hoffen, du nimmst einiges mit in deinen Alltag.

PODCAST

Du möchtest mehr über gesunde Ernährung lernen und beim Thema Protein am Puls der neuesten wissenschaftlichen Erkenntnisse bleiben? Jeden Donnerstag erscheint eine neue Folge »Heißer Brei« – das ist unser Podcast, in dem wir Folge für Folge die wichtigsten Ernährungsfragen aus der Community beantworten. Warum machen Kohlenhydrate nach 18 Uhr nicht dick? Welche sechs Tipps regen effektiv und evidenzbasiert meinen Stoffwechsel an? Wie werde ich endlich meinen Blähbauch los? Welche Pflanzenmilch ist die gesündeste? All das und noch viel mehr – jeden Donnerstag. Überall, wo es Podcasts gibt.

PS: Schick uns deine Frage für den Podcast an heisserpodcast@gmail.com

NEWSLETTER

Alle zwei Wochen erscheint unser kostenloser Newsletter rund um Ernährung und Gesundheit. Darin beantworten wir ebenfalls Fragen aus der Community – und zwar auch exklusive Fragen, die wir im Podcast nicht beantworten.

Jetzt kostenlos anmelden: https://gesundernewsletter.de

GLOSSAR

Aminosäuren: Die Bausteine aller Proteine.

Aminosäureprofil: Die Zusammensetzung der Aminosäuren in einem Protein. Ein Faktor für die Bestimmung der Proteinqualität.

Antinährstoffe: Stoffe wie Phytinsäure und Tannine in pflanzlichen Lebensmitteln, die die Nährstoffaufnahme hemmen.

Bioverfügbarkeit: Die Verfügbarkeit eines Stoffes im Rahmen der Verdauung und Verwertung. Je höher die Bioverfügbarkeit, desto mehr wird von einem Stoff aufgenommen.

Biologische Wertigkeit: Veralteter Maßstab für Proteinqualität; wird seit Jahrzehnten nicht mehr in wissenschaftlichen Arbeiten genutzt.

Blutzuckerspiegel: Die Konzentration von Glukose im Blut, die natürlicherweise nach dem Essen (insbesondere von Kohlenhydraten) ansteigt und dann durch Insulin wieder gesenkt wird.

DIAAS: Neue Bewertungsmethode für die Proteinqualität (engl.: digestible indispensable amino acid score), die genauer ist als die biologische Wertigkeit und der PDCAAS. Wird seit über zehn Jahren als Goldstandard für die Proteinbewertung empfohlen; berücksichtigt die tatsächliche Proteinverdauung im Dünndarm.

EAA- & BCAA-Produkte: Nahrungsergänzungsmittel, die essenzielle Aminosäuren (EAA) oder verzweigtkettige Aminosäuren (BCAA) enthalten.

Energieumsatz: Die Summe aus Grundumsatz und Leistungsumsatz; manchmal auch Gesamtumsatz genannt. Einfach gesagt: Alle Kalorien, die du an einem Tag verbrauchst.

Grundumsatz: Teil des Energieumsatzes, der überlebensnotwendige Körperfunktionen mit Kalorien versorgt. Einfach gesagt: Die Kalorien, die du selbst bei völliger Ruhe brauchst, um am Leben zu bleiben.

High Protein: Wenn mind. 20 % des Energiegehalts eines Produkts aus Protein stammen, darf es als »high protein« bezeichnet werden; High-Protein-Ernährung heißt i. d. R.: 1,2–2 g Protein/kg Körpergewicht am Tag.

Kollagen: Das wichtigste Strukturprotein im menschlichen Körper; besteht hauptsächlich aus drei Aminosäuren: Glycin, Lysin (bzw. Hydroxyllysin) und Prolin (bzw. Hydroxyprolin).

Keratin: Vom Körper selbst gebildetes Faserprotein, das besonders in der oberen Hautschicht, den Haaren und in Nägeln vorkommt und ihnen Form und Stabilität verleiht.

Limitierende Aminosäuren: Kritische Aminosäuren, die aufgrund ihres niedrigen Gehalts in einem Protein dessen Qualität limitieren.

Makronährstoffe: Nährstoffe, die dem Körper nutzbare Energie liefern: Kohlenhydrate, Fette und Proteine.

Mikronährstoffe: Essenzielle Stoffe, die wir aufnehmen müssen, die aber keine Energie liefern. Dazu gehören Vitamine und Mineralstoffe.

Nettokalorien: Im Vergleich zu Bruttokalorien sind Nettokalorien das, was dem Körper tatsächlich nach der Verdauung zur Verfügung steht.

PDCAAS: Bewertungsmethode für die Proteinqualität, die die biologische Wertigkeit abgelöst hat, inzwischen jedoch vom DIAAS verdrängt wurde.

Protein-Leverage-Hypothese: Wissenschaftlicher Ansatz, der erklärt, weshalb Proteine eine besondere Rolle bei der Sättigung einer Mahlzeit haben.

Proteinqualität: Maßstab dafür, wie effektiv ein Protein verdaut wird und wie viele essenzielle Aminosäuren es liefert.

Proteinsynthese: Körpereigener Aufbau von Protein aus Aminosäuren, z. B. in der Muskulatur (Proteinbiosynthese).

Stoffwechsel: Alle biochemischen Vorgänge in der Zelle, inklusive Aufbau, Abbau und Umbau von Stoffen (bspw. Energiestoffwechsel, Fettstoffwechsel, Proteinstoffwechsel).

Thermic Effect of Food (TEF): Der TEF beschreibt den Anstieg der Stoffwechselrate nach einer Mahlzeit. Es ist die Energiemenge, die für Verdauung, Nährstoffaufnahme und -verwertung benötigt wird.

ENDNOTEN

Einleitung

1 Vgl. Farías-Rico, J. A. & Mourra-Díaz, C. M.: A Short Tale of the Origin of Proteins and Ribosome Evolution. Microorganisms, 10(11), 2115, 2022. https://doi.org/10.3390/microorganisms10112115, abgerufen am 25.8.2024.

2 Vgl. Wrangham R.: The Evolution of Human Nutrition. Current biology: CB, 23(9), R354–R355, 2013. https://doi.org/10.1016/j.cub.2013.03.061, abgerufen am 25.08.2024.

Warum dein Körper mehr Protein braucht

1 Vgl. Weiler, M., Hertzler, S. R. & Dvoretskiy, S.: Is It Time to Reconsider the U.S. Recommendations for Dietary Protein and Amino Acid Intake? Nutrients, 15(4), 838, 2023. https://doi.org/10.3390/nu15040838, abgerufen am 25.08.2024.

2 Deutsche Gesellschaft für Ernährung: Protein, https://www.dge.de/wissenschaft/referenzwerte/protein/, abgerufen am 25.08.2024.

3 Vgl. DGE: „Bei nahezu allen gesunden Personen der Bevölkerung soll sie die lebenswichtigen metabolischen, physischen und psychischen Funktionen sicherstellen und vor ernährungsbedingten Gesundheitsschäden schützen." https://www.dge.de/gesunde-ernaehrung/faq/referenzwerte/, abgerufen am 25.08.2024.

4 Vgl. Elango, R., Humayun, M. A., Ball, R. O. & Pencharz, P. B.: Evidence That Protein Requirements Have Been Significantly Underestimated. Current Opinion in Clinical Nutrition and Metabolic Care, 13(1), 52–57, 2010. https://doi.org/10.1097/MCO.0b013e328332f9b7, abgerufen am 25.08.2024.

5 Vgl. Bray, G. A. et al.: Effect of dietary protein content on weight gain, energy expenditure, and body composition during overeating: a randomized controlled trial. JAMA, 307(1), 47–55, 2012. https://doi.org/10.1001/jama.2011.1918, abgerufen am 25.08.2024.

6 Vgl. Wu, G.: Dietary Protein Intake and Human Health. Food & function, 7(3), 1251–1265, 2016. https://doi.org/10.1039/c5fo01530h, abgerufen am 25.08.2024.

7 Vgl. Stephens, T. V. et al.: Protein Requirements of Healthy Pregnant Women During Early and Late Gestation are Higher Than Current Recommendations. The Journal of nutrition, 145(1), 73–78, 2015. https://doi.org/10.3945/jn.114.198622 und Rasmussen, B. et al.: Protein Requirements of Healthy Lactating Women Are Higher Than the Current Recommendations. Current Developments in Nutrition, 4(Suppl 2), 653, 2020. https://doi.org/10.1093/cdn/nzaa049_046, abgerufen am 25.08.2024.

Gesünder leben und wohler fühlen mit mehr Protein

1 Vgl. Zheng, D. et al.: Alcohol Consumption and Sleep Quality: a Community-based Study. Public health nutrition, 24(15), 4851–4858, 2021. https://doi.org/10.1017/, abgerufen am 25.08.2024.

2 Vgl. Paddon-Jones, D. et al.: Protein, Weight Management, and Satiety. The American journal of clinical nutrition, 87(5), 1558S–1561S, 2008. https://doi.org/10.1093/ajcn/87.5.1558S, abgerufen am 25.08.2024.

3 Vgl. Raubenheimer, D. & Simpson, S. J.: Protein Leverage: Theoretical Foundations and Ten Points of Clarification. Obesity (Silver Spring, Md.), 27(8), 1225–1238, 2019. https://doi.org/10.1002/oby.22531, abgerufen am 25.08.2024.

4 Vgl. Saner, C. et al.: Evidence for Protein Leverage in a General Population Sample of Children and Adolescents. European journal of clinical nutrition, 77(6), 652–659, 2023. https://doi.org/10.1038/s41430-023-01276-w, abgerufen am 24.08.2024.

5 Vgl. Moon, J. & Koh, G.: Clinical Evidence and Mechanisms of High-Protein Diet-Induced Weight Loss. Journal of obesity & metabolic syndrome, 29(3), 166–173, 2020. https://doi.org/10.7570/jomes20028, abgerufen am 25.08.2024.

6 Vgl. Jäger, R. et al.: International Society of Sports Nutrition Position Stand: Protein and Exercise. Journal of the International Society of Sports Nutrition, 14(20) , 2017. https://doi.org/10.1186/s12970-017-0177-8, abgerufen am 25.08.2024.

7 Vgl. de Miranda, R. B., Weimer, P. & Rossi, R. C.: Effects of Hydrolyzed Collagen Supplementation on Skin Aging: a Systematic Review and Meta-analysis. International journal of dermatology, 60(12), 1449–1461, 2021. https://doi.org/10.1111/ijd.15518, abgerufen am 25.08.2024.

8 Vgl. Whittaker J.: High-protein Diets and Testosterone. Nutrition and health, 29(2), 185–191, 2023. https://doi.org/10.1177/02601060221132922, abgerufen am 25.08.2024.

9 Vgl. Neuman, H. et al.: Microbial Endocrinology: the Interplay Between the Microbiota and the Endocrine System. FEMS microbiology reviews, 39(4), 509–521, 2015. https://doi.org/10.1093/femsre/fuu010, abgerufen am 25.08.2024.

So optimierst du deine Proteinaufnahme

1 Vgl. FAO Expert Consultation: Dietary protein quality evaluation in human nutrition. FAO food and nutrition paper, 92, 1–66, 2013.

2 Vgl. Herreman, L. et al.: Comprehensive Overview of the Quality of Plant- and Animal-sourced Proteins Based on the Digestible indispensable Amino acid score. Food science & nutrition, 8(10), 5379–5391, 2020. https://doi.org/10.1002/fsn3.1809, abgerufen am 25.08.2024.

3 Vgl. Gilani, G. S., Cockell, K. A. & Sepehr, E.: Effects of Antinutritional factors on Protein Digestibility and Amino Acid Availability in Foods. Journal of AOAC International, 88(3), 967–987, 2005.

4 Vgl. Woolf, P. J., Fu, L. L. & Basu, A.: Protein: Identifying Optimal Amino Acid Complements from Plant-based Foods. PloS one, 6(4), e18836, 2011. https://doi.org/10.1371/journal.pone.0018836, abgerufen am 25.08.2024.

5 Vgl. Schoenfeld, B. J. & Aragon, A. A.: How Much Protein Can The Body Use in a Single Meal for Muscle-building? Implications for Daily Protein Distribution. Journal of the International Society of Sports Nutrition, 15, 10 , 2018. https://doi.org/10.1186/s12970-018-0215-1, abgerufen am 25.08.2024.

6 Vgl. Morton, R. W., McGlory, C. & Phillips, S. M.: Nutritional Interventions to Augment Resistance Training-induced Skeletal Muscle Hypertrophy. Frontiers in physiology, 6, 245 , 2015. https://doi.org/10.3389/fphys.2015.00245 und Moore, D. R., Churchward-Venne, T. A., Witard, O., Breen, L. et al: Protein Ingestion to Stimulate Myofibrillar Protein Synthesis Requires Greater Relative Protein Intakes in Healthy Older Versus Younger Men. The journals of gerontology. Series A, Biological sciences and medical sciences, 70(1), 57–62, 2015. https://doi.org/10.1093/gerona/glu103, abgerufen am 25.08.2024.

7 Vgl. Aragon, A. A. & Schoenfeld, B. J.: Nutrient Timing Revisited: is There a Post-exercise Anabolic Window? Journal of the International Society of Sports Nutrition, 10(1), 5, 2013. https://doi.org/10.1186/1550-2783-10-5, abgerufen am 25.08.2024.

8 Vgl. Kouw, WK I. et al.: Protein Ingestion before Sleep Increases Overnight Muscle Protein Synthesis Rates in Healthy Older Men: A Randomized Controlled Trial. The Journal of Nutrition, 147(12), 2252–2261 , 2017. https://doi.org/10.3945/jn.117.254532, abgerufen am 25.08.2024.

9 Vgl. Sours, H. E. et al.: Sudden Death Associated with Very Low Calorie Weight Reduction Regimens. The American journal of clinical nutrition, 34(4), 453–461, 2018. https://doi.org/10.1093/ajcn/34.4.453, abgerufen am 25.08.2024.

10 Vgl. Verordnung (EG) Nr. 1924/2006 des Europäischen Parlaments und des Rates über nährwert- und gesundheitsbezogene Angaben über Lebensmittel, Verordnung, 20.12.2006, https://eur-lex.europa.eu/legal-content/DE/ALL/?uri=CELEX%3A32006R1924, abgerufen am 25.08.2024.

11 Vgl. Devries, M. C. et al.: Changes in Kidney Function Do Not Differ between Healthy Adults Consuming Higher- Compared with Lower- or Normal-Protein Diets: A Systematic Review and Meta-Analysis. The Journal of nutrition, 148(11), 1760–1775 , 2018. https://doi.org/10.1093/jn/nxy197, abgerufen am 25.08.2024.